LA
MUJER
Y SU
PRÁCTICA
de los
DOCE PASOS

LA
MUJER
Y SU
PRÁCTICA
de los
DOCE PASOS

Stephanie S. Covington, Ph.D.

Traducido al español por
Carrie R. Tamburo, Ph. D.

HAZELDEN®

Hazelden
Center City, Minnesota 55012
hazelden.org

ISBN: 978-1-59285-982-5

Nota del editor

Los Doce Pasos se reimprimieron y adaptaron con permiso de *Alcoholic Anonymous World Services, Inc.* El permiso para reimprimir o adaptar los Doce Pasos no significa que AA haya revisado o aprobado el contenido de esta publicación ni que AA esté de acuerdo con los puntos de vista expresados en la misma. AA es un programa de rehabilitación de alcoholismo *exclusivamente* – el uso de los Doce Pasos en programas y actividades que sean creados según el modelo de AA, pero que traten de otros problemas, no implica lo contrario.

Este libro se lo dedico a Pat M.

Tú, como tantas madrinas que trabajan
con la gente recién llegada, le abriste las puertas
a una mujer desconocida… y le brindaste tu ayuda.
Tu manera de vivir ha sido un modelo y una
inspiración para mí. Gracias.

Índice

Reconocimientos

ESCRIBIR ESTE LIBRO fue un privilegio. Sus páginas están llenas de las palabras y experiencias de muchas mujeres en recuperación. Para mí fue inmensamente gratificante e importante escuchar sus historias.

Hay muchas personas que me han ayudado a crear este libro y a hacerlo realidad. Les agradezco a mis muchos amigos y colegas que me han apoyado discretamente – y, sobre todo, que han apoyado la creación de este libro animándome y ofreciéndome su fe en el valor, el mérito y la utilidad del mismo.

Le doy las gracias especialmente a mi asesor editorial y buen amigo, Roy M. Carlisle de Mills House, cuyo apoyo, estímulo y conocimientos fueron indispensables.

Sid Farrar, Judy Delaney y Darlene Gish de Hazelden me han dado ánimos y apoyo durante la totalidad de la realización de este proyecto. Don Freeman y Caryn Pernu se han encargado cuidadosamente de los detalles de producción con destreza y profesionalismo.

Las distintas versiones y revisiones de cada capítulo fueron realizadas con la ayuda de Lisa Raleigh, Debra Sands Miller, Shirley Loffer y Judy Delaney. Gracias por compartir su talento.

Estoy muy agradecida con Penny Philpot. Su sabiduría, intuición, sentido del humor y compañía me han nutrido profundamente.

Siento una profunda gratitud hacia todos ustedes.

Reconocimientos especiales

MIS AGRADECIMIENTOS ESPECIALES A LAS MUJERES que fueron entrevistadas para este libro: Donna B., Rhonda C., Sylvia C., Lori D., Tryshe D., Kathryn D. F., Anne G., Jane G., Susan G., Beverly H., Carter H., Donna H., Judi H., Nicole J., Charlotte K., Jean K., Jessica M., Irene P., Chandra S. y Janet S.

Siguiendo la tradición de los programas de Doce Pasos, ellas permanecen anónimas. Sin embargo, la historia de su vida es rica en diversidad pues refleja diferencias de edad, raza, clase, etnicidad, religión, ubicación geográfica, profesión, orientación sexual y papel de madre.

En las páginas de este libro, estas mujeres comparten su experiencia, su fuerza y sus ilusiones. Su voz es un reflejo "de sus principios, no de su personalidad".

En total, representan más de 320 años de sobriedad y abstinencia en AA, OA, NA, Alanon y Deudores Anónimos.

Gracias por compartir su sabiduría y su visión de la salud y la recuperación de las mujeres.

Introducción

SI UD. ES UNA MUJER que participa en un Programa de Recuperación de Doce Pasos, o si está comenzando a pensar acerca de la recuperación de su adicción, puede ser que le emocione encontrar un libro que se concentra en los asuntos de las mujeres en recuperación. O tal vez se pregunte qué le puede ofrecer este libro que no haya encontrado en otros libros o en la literatura y las reuniones de Doce Pasos.

Por medio de mi propia recuperación del alcoholismo y de mis relaciones profesionales y personales con mujeres en recuperación de una variedad de adicciones, he descubierto que en los programas de Doce Pasos se ignora una cantidad de cuestiones específicas de las mujeres. Algunas de esas cuestiones son los efectos del lenguaje de los Doce Pasos en las mujeres, el desarrollo psicológico de las mujeres con relación a la adicción y la rehabilitación, y los factores sociales y culturales que nos afectan como mujeres – tanto en general por ser mujeres en una sociedad dominada por los hombres como específicamente por ser mujeres que estamos viviendo la adicción y la recuperación.

Como resultado de dichas omisiones, muchas de nosotras hemos luchado para permanecer en un programa de recuperación que no satisface nuestras necesidades y que no se adecúa a nuestros valores. Otras mujeres pueden haber sufrido recaídas y pensado que el programa de recuperación carecía de algo sin que pudieran identificar lo que era ese algo.

Mi deseo es que este libro le ofrezca una nueva y más accesible perspectiva acerca de la recuperación de la adicción, la cual toma en cuenta sus necesidades e inquietudes de mujer. Esta nueva perspectiva está basada en una exploración más amplia y en una interpretación más flexible de los Doce Pasos con respecto a las mujeres en recuperación. Se origina en el aprendizaje mutuo que es posible entre las mujeres cuando compartimos las historias de nuestra lucha y nuestros triunfos en la rehabilitación. Mi deseo es que esta perspectiva le dé la fuerza para hacerse cargo de su proceso de recuperación así como de su crecimiento como mujer.

Los Doce Pasos fueron creados originalmente en 1939 por los fundadores de Alcohólicos Anónimos (AA). En los últimos 55 años, una amplia gama de grupos de autoayuda han adoptado los Pasos y nos han proporcionado un invaluable recurso y una guía para las personas en el camino de la recuperación. Millones han recorrido este camino, utilizando los recursos espirituales, emocionales y prácticos de los Doce Pasos en su recuperación del alcoholismo, la dependencia de drogas, los trastornos alimenticios, las compulsiones sexuales, el juego y otros.

La historia y tradición de los Doce Pasos proveen un sentido de seguridad y certeza acerca de su eficacia. Por otra parte, es importante reconocer que fueron hombres quienes escribieron los Pasos para las necesidades de los hombres en una época en que las mujeres tenían pocos recursos y poco poder social, político y económico. En la época en que se escribieron los Pasos, apenas se consideraba la posibilidad de que una mujer se volviera adicta y las mujeres con adicciones sufrían de rechazo y vivían en secreto.

A medida que más y más mujeres han entrado a programas de recuperación en los últimos veinte años, hemos descubierto que es posible que la recuperación tenga un significado diferente para nosotras las mujeres. Lo que es más, estamos descubriendo que el camino de la recuperación es único para cada una de nosotras como individuos: no hay manera correcta ni errónea de "trabajar" con los Pasos. A medida que Ud. lea este libro y explore el significado y la práctica de los Doce Pasos, descubrirá muchas perspectivas distintas hacia cada Paso, lo cual le ayudará a crear su propio sendero en su camino hacia la recuperación.

Usando los Pasos como guía, redescubrirá lo que piensa, siente y cree, y comenzará a aplicar esto en su comportamiento hacia otras personas en el mundo que la rodea. Esta experiencia de coordinar sus sentimientos y convicciones con sus actos es lo que yo llamo entereza o integridad.

Volverá a encontrar este tema de unir su vida interior y exterior a lo largo de su camino. De alguna manera, cada uno de los Doce Pasos hace alusión a eso, pues todos los Pasos incluyen la introspección personal y la honestidad hacia una misma. En última instancia, el tema subyacente de los Pasos es vivir una vida que sea consistente con sus más profundos valores. Los Pasos están diseñados para ayudarle a descubrir cuáles son dichos valores – a contemplar su yo interior– para que se dé cuenta de qué manera está actuando contra sus valores y para que aprenda a respetarlos en el futuro – en su vida exterior. De eso se trata la recuperación, de integrar su interior con su exterior y de esa manera crear la integridad.

A medida que vuelve la vista hacia el interior, tendrá que buscar profundamente para que pueda utilizar los Pasos de manera significativa. Dado que los Pasos fueron escritos por hombres en 1939 para alcohólicos varones, el lenguaje de los Pasos puede parecer tener poca relevancia para usted como mujer contemporánea. Aunque se ha revisado y actualizado una gran parte de la literatura de AA, los Doce Pasos en sí aún conservan sus términos originales.

Por consiguiente, cuando lea los Pasos actualmente, pueden parecer, con razón, de otra era.

Desde luego, a muchas mujeres no les molesta la manera como están redactados los Pasos, pero un número importante de mujeres objetan el lenguaje de los Pasos pues lo consideran exclusivo y sexista. Por lo tanto, este libro tiene el propósito de hacer los Pasos más inclusivos y más accesibles para las mujeres; de tratar más directamente las formas en que las mujeres viven la adicción y la recuperación así como la vida cotidiana. Se puede usar solo o como complemento de *Twelve Steps and Twelve Traditions*.

Ha habido muchos intentos de reescribir los Pasos desde el punto de vista de las mujeres pero con frecuencia las versiones reescritas de los Pasos se alejan mucho de la esencia original del programa. Habiendo hablado de las limitaciones de los programas de Doce Pasos, es igualmente importante reconocer las diversas formas en que la esencia de estos programas satisface las necesidades e inquietudes de las mujeres.

Tal vez lo más importante para las mujeres sea que la recuperación no se dé en el aislamiento sino a través del contacto con otras personas en recuperación. AA es el modelo de los programas de ayuda mutua. Es en dicha reciprocidad – el compartir sentimientos, luchas, ilusiones y triunfos abiertamente sin culpar ni juzgar – donde las mujeres encuentran los más eficaces recursos para la curación.

La ausencia de una estructura jerárquica en los Doce Pasos es también un atractivo para las mujeres, muchas de las cuales han sufrido de abuso por parte de las tradicionales estructuras verticales de poder. En los programas de Doce Pasos no hay expertos, ni supervisores, ni patrocinadores financieros que ejerzan ningún tipo de autoridad sobre los miembros del programa. A cada miembro se le ve como contribuyente potencial al apoyo y la recuperación de todos los demás miembros.

También es importante para las mujeres, muchas de las cuales pueden carecer de recursos financieros y de otra índole, la accesibilidad de las reuniones de los Doce Pasos pues son gratuitas; están abiertas a todos los que las necesiten y, sobre todo en las zonas urbanas, son fácilmente accesibles en cuestiones de ubicación y hora del día.

De muchas maneras, los programas de recuperación de Doce Pasos se basan en un modelo femenino de apoyo y curación. Aunque es posible que el lenguaje y las prácticas no siempre se adecúen a dicho modelo femenino, la esencia de los Pasos y la estructura de los programas de Doce Pasos nos ofrecen la oportunidad de explorar tanto nuestra recuperación de la adicción como el tomar nuestro poder personal como mujeres.

En lugar de reescribir los Pasos de una forma que intente satisfacer a todas las mujeres, podemos trabajar con los Pasos originales – poniendo mucha atención en su esencia y significado – y reinterpretar el lenguaje para apoyar nuestra propia recuperación. Como comenta Ruth, alcohólica en recuperación y bulímica, "El programa es más que el lenguaje". En otras palabras, hay algo poderoso y curativo oculto tras las palabras arcaicas de los Pasos. Cuando observamos nuestro interior y reinterpretamos las palabras originales de la forma que más nos beneficie, cada una, individualmente, podemos descubrir lo que éstas significan para nosotras.

No obstante, la recuperación no es un proceso solitario. No existe la expectativa de que leamos los materiales del programa a solas, que reflexionemos sobre ellos ni que lleguemos independientemente a nuestras propias interpretaciones personales. Por el contrario, contamos con el apoyo de los demás según la tradición de los

Doce Pasos: compartimos la experiencia, la fuerza y la esperanza. En los programas de Doce Pasos, existe un continuo y profundo intercambio de información personal. Otras personas comparten su historia y escucharán la nuestra. Aprendemos unas de otras.

Siguiendo ese principio, este libro ofrece los relatos de muchas mujeres que han seguido y explorado los Pasos, que han examinado concienzudamente el lenguaje y los conceptos y — escuchando tanto a su sabiduría interior como a las mujeres que las rodean en la recuperación — han descubierto lo que les funciona y lo que no. Sus voces no son autoritarias; son simplemente voces de otras mujeres en recuperación que, como usted, han creado una interpretación personal y femenina de los Doce Pasos.

Nota de la autora sobre el diseño de la portada

EL NUEVO DISEÑO DE LA PORTADA DE ESTE LIBRO (hecho en 2009) presenta la flor de loto. La imagen de la flor de loto puede ser un símbolo significativo y poderoso para la recuperación de las mujeres. La flor de loto emerge de aguas lodosas para florecer. Aunque crece con sus raíces profundamente en el lodo, sale pura y sin mancha. Se desdobla gradualmente, pétalo por pétalo para florecer a la luz del sol.

El lodo puede simbolizar comienzos oscuros, el mundo material o la oscuridad de la adicción. El agua puede simbolizar la experiencia, la transición o la recuperación. La flor de loto puede simbolizar la pureza, el renacer, el despertar espiritual y la iluminación. Durante miles de años se ha asociado la flor de loto con las prácticas espirituales en muchas tradiciones religiosas. También simboliza el desprendimiento de los deseos mundanos y de las apariencias.

Veo la flor de loto como símbolo de la recuperación de la mujer. La recuperación es una experiencia de transformación. Cuando una mujer se recupera puede decir, "la persona que soy hoy no es la que era antes". La elegante y bella flor de loto que sale del lodo es la bella mujer dentro de nosotras.

El Paso Preliminar

La jornada de los Doce Pasos a menudo requiere un paso preliminar, es decir, "un paso que precede los Pasos". En este paso preliminar, "admitimos a nosotras mismas que somos alcohólicas" (o que padecemos de otra adicción). Si usted no está lista para admitir que tiene una adicción, tal vez tampoco esté lista para admitir que algunas áreas de su vida son caóticas y fuera de control.

Para muchas de nosotras hay una creciente consciencia que las cosas tienen que cambiar. A medida que este sentimiento crece, encontramos que estamos listas para tomar este paso preliminar: de admitir que necesitamos ayuda y de aceptarla cuando se nos ofrece, aunque no la hayamos buscado. Entonces nos encontramos en la jornada de la recuperación.

La primera parte de la jornada nos lleva por los Doce Pasos desde la perspectiva de la mujer. Exploraremos cómo los Doce Pasos nos ayudan a triunfar sobre la adicción y a trabajar para curarnos, y así crear posibilidades para una vida nueva y diferente. Una inesperada verdad acerca de la recuperación es que nuestra capacidad de usar los Doce Pasos y de aplicarlos a otras áreas de nuestra vida crece a medida que progresamos en nuestra jornada. Entonces paso a paso exploraremos las cuatro áreas de la vida donde las mujeres en recuperación dicen que experimentan más cambio: el ser interior, las relaciones, la sexualidad y la espiritualidad.

Primer Paso

Admitimos que éramos impotentes ante el alcohol y que nuestra vida se había vuelto ingobernable.

Todas sabemos que cada jornada comienza con el primer paso. Cada una de nosotras ha tomado muchos "primeros pasos" en nuestra vida – nos vamos de casa por primera vez, comenzamos un nuevo trabajo, nos casamos y formamos nuestra propia familia. Y todas conocemos las emociones que acompañan estos pasos iniciales: duda, confusión, miedo, alivio, alegría, tristeza y más.

Al tomar el primer paso en nuestra recuperación podemos sentir muchas de las mismas emociones – son naturales y se espera sentirlas cada vez que enfrentamos algo nuevo. Muchas mujeres como nosotras han tomado este primer paso en la recuperación, por muy difícil y aterrador que haya sido, y cada una de nosotras ha sacado beneficio, con el tiempo, de nuestros esfuerzos.

La recuperación comienza con el primer paso, cuando admitimos que somos impotentes ante el alcohol, y que como consecuencia, nuestra vida es ingobernable.*

---

*Aunque decimos "impotentes ante el alcohol", conviene recordar que podemos sentirnos impotentes ante cualquier conducta que no podemos parar ni controlar. Los Doce Pasos de Alcohólicos Anónimos han sido adaptados y utilizados exitosamente por muchas personas, quienes están luchando con muchos tipos de adicciones. Se podría sustituir la palabra *alcohol* por *drogas, comida, sexo, dinero, apostar* o *relaciones interpersonales*.

Después de leer este primer paso, quizás se pregunte cómo se podría aplicar a usted. ¿Tiene alguna idea de lo impotente que es ante el alcohol o las drogas? ¿Puede ver que su vida se ha vuelto ingobernable? ¿Ha intentado controlar su adicción sin buenos resultados?

Para algunas mujeres el Primer Paso tiene mucho sentido. Es el acto sencillo de admitir lo que ya sabemos – que no podemos controlar nuestro uso del alcohol o las drogas. Es obvio para nosotras que nuestra vida se ha vuelto ingobernable.

Recuerdo haber tenido una vaga sensación de consuelo cuando leí el Primer Paso. El admitir mi impotencia ante el alcohol me dio una sensación de alivio y confianza. Por fin entendí por qué mis intentos de controlar mi uso del alcohol no habían funcionado. ¡El no haber podido controlar mi uso del alcohol significaba que era adicta a la bebida! Empecé a entender las dificultades de mi vida tan sólo cuando pude reconocer que era impotente ante el alcohol. Este entendimiento del Primer Paso me dio esperanza.

Para otras mujeres que están empezando su proceso de recuperación, puede ser mucho más difícil reconocer su impotencia y el hecho de que su vida se ha vuelto ingobernable. Este reconocimiento puede constituir un reto especialmente duro para las que hemos seguido cumpliendo con nuestros compromisos y responsabilidades a pesar de nuestra adicción.

Algunas de nosotras creemos que el Primer Paso nos pide más de lo que esperábamos. Empezamos el proceso de recuperación queriendo cambiar sólo la manera en que bebemos alcohol o usamos drogas. O queremos tener más control sobre nuestra vida, no menos. Y no importa cuál sea la situación, el sentirnos impotentes o fuera de control puede ser amenazador o incómodo.

Es común preguntarse cómo un Programa de Doce Pasos, y

sobre todo el Primer Paso, puede efectuar un cambio en nuestra vida. Sin embargo, el Primer Paso nos dice que hay una solución inesperada: encontramos una manera de cambiar sólo cuando nos damos cuenta de que no podemos controlar nuestro uso del alcohol, las drogas o la comida. El desprendernos de la ilusión de que podemos controlar nuestra conducta adictiva es el primer Paso en el camino de la recuperación.

EL CÍRCULO VICIOSO DE LA ADICCIÓN

Una manera de desprendernos de la ilusión de control y de comenzar a reconocer que somos impotentes ante la adicción es examinar el ciclo interminable de nuestra adicción. Usamos alcohol o drogas (o comida o relaciones con otras personas) para cambiar lo que sentimos – para protegernos del dolor o para sentirnos mejor con nosotras mismas o para olvidar nuestros problemas. Pero el cambio es temporal. La realidad vuelve muy pronto cuando nos despertamos la mañana siguiente con las mismas emociones y con los mismos problemas – junto con la resaca y tal vez sentimientos de culpabilidad por lo que habíamos hecho mientras bebíamos o tomábamos drogas.

Juramos que esto jamás volverá a ocurrir. Pero a pesar de nuestras mejores intenciones, nuevamente nos encontramos borrachas o drogadas, atrapadas en un ciclo repetitivo en el que acudimos a la bebida o las drogas, y luego nos arrepentimos, repitiendo este proceso una y otra vez. Este es el ciclo interminable que se entiende como la adicción. Habiendo perdido control de nuestra vida, nos sentimos frustradas, desanimadas, desesperadas y hasta asqueadas de nosotras mismas. En Alcohólicos Anónimos se dice que uno se harta de hartarse. Cuando llegamos a este punto, estamos listas para reconocer la verdad.

La verdad es que, por muy desesperadas que estemos o por mucho que creyéramos que "jamás volveríamos a beber así otra vez", no podíamos resistirlo. No se puede vencer una adicción con sólo nuestra fuerza de voluntad. *Una adicción está más allá de nuestro poder de dominarla.*

Podemos empezar a sentirnos libres sólo cuando admitimos que somos impotentes ante el alcohol o las drogas. Tenemos la posibilidad de parar el ciclo sólo cuando nos damos cuenta de que no podemos dejar la adicción en cualquier momento que queremos hacerlo.

¿SOMOS REALMENTE IMPOTENTES?

Para muchas mujeres la palabra *impotente* es problemática. A muchas de nosotras nos educaron para creer que debemos dejar que algo o alguien más controle nuestra vida. El reconocer que somos impotentes ante nuestras adicciones puede ser difícil porque nos sentimos impotentes en tantos otros aspectos de nuestra vida. Este sentimiento de impotencia nos es tan familiar que parece ser demasiado pedir de nosotras mismas.

Sin embargo, la única forma en que realmente podemos encontrar el poder sobre nuestra vida es cuando admitimos que somos impotentes ante nuestra adicción. Esta es la primera de muchas paradojas que experimentamos en el proceso de recuperación.

Para las mujeres la recuperación está ligada a la capacidad de encontrar y tomar nuestro verdadero poder interior. Parece ser contradictoria la idea de pedir nuestro poder cuando acabamos de admitir nuestra impotencia, pero en realidad esta admisión nos da aun más poder. ¿Cómo puede ser posible? Es muy sencillo. Al reconocer nuestra impotencia ante la adicción, nos liberamos para buscar las áreas de nuestra vida donde sí ejercemos control. Cuando nos derrotamos ante lo que no podemos controlar, empezamos a descubrir la verdadera fuente de nuestro poder.

El cuestionar el concepto de la impotencia no implica que abandonemos el Primer Paso. Muchas mujeres, que han atravesado el camino de los Doce Pasos, interpretan este Paso a su manera, con palabras que las ayudan a entender cómo el concepto de la impotencia y el que su vida se ha vuelto ingobernable se aplican en su experiencia personal. Tenemos la opción de interpretar este Paso de cualquier forma que nos ayude a entender el poder de nuestra adicción.

La idea de la impotencia hizo que Sandy (una mujer que buscó ayuda para su problema de relaciones personales conflictivas tanto como con su problema de adicción) se sintiera aun más deprimida que cuando tomaba. Le ayudó sustituir otras palabras para entender este Paso. "El decir que yo era impotente no me sirvió", dijo. "No me sentía bien con esa palabra, incluso sentí de repente una baja de energía en mi cuerpo. En vez de usar la palabra *impotencia,* empleo la palabra *derrotar* como cuando decimos me derroto ante la verdad. Me derroto porque no puedo controlar ni la cantidad ni la manera en que bebo". Para Sandy, el admitir su impotencia y el hecho de que su vida se había vuelto ingobernable era un acto de derrota, el cual inició su recuperación.

Algunas de nosotras tal vez no cuestionemos nuestros sentimientos de impotencia porque hemos aprendido que seremos más atractivas a otras personas si tenemos menos poder. Como mujeres, a menudo se nos dice (directa e indirectamente) que somos más femeninas, más aceptables y más dignas del amor cuando tenemos muy poco o ningún poder. Es importante no confundir el deseo de tener la aprobación de los demás con nuestra impotencia ante nuestra adicción. Es especialmente importante que las mujeres reconozcan el poder de sus adiciones a la vez que descubren su poder personal en la recuperación.

"Como mujer, necesito tomar mi poder personal," dijo Sandy. "Siento mi poder cuando reflexiono y me pregunto, '¿Qué pienso yo? ¿Cómo me siento? ¿Cuáles son mis opciones?' Empiezo a pensar en lo que es correcto para mí y no en complacer o hacer felices a los demás. No quiero ser insensible con la gente pero también necesito ser sensible conmigo misma".

María, una doctora de sesenta y pico de años, ha reflexionado mucho sobre el poder y la impotencia. María cayó a su fondo alcohólico después de su divorcio y alcanzó la sobriedad después de terminar varios programas de desintoxicación. Debido a que había tenido éxito en una profesión competitiva, al principio tenía reservas sobre admitir la impotencia – para ella era como darse por vencida o ceder. Pero después de reflexionar mucho, pudo ver la impotencia como una manera de *prevenir la pérdida de aun más poder personal en el futuro.*

"Las mujeres siempre han sido impotentes", dijo María. Por eso, el admitir que soy impotente ante el alcohol es, en realidad, mi manera de retener el poder que sí tengo. Al admitirlo estoy reconociendo que hay algo que no puedo controlar y que al intentar controlarlo, voy a perder aun más poder del que había perdido por el hecho de ser mujer".

Igual que Sandy, María prefiere aumentar el poder que tiene mediante su recuperación en vez de considerarse una persona impotente. Ahora que está sobria, se expresa y se hace valer sin preocuparse excesivamente sobre lo que piensa la gente de ella. Sabe que esto es tener un verdadero poder personal. Al mismo tiempo, reconoce que tener este poder no implica que tiene control sobre la bebida. La adicción al beber está fuera de su control.

MIRANDO HACIA ADENTRO

Si emprendemos el camino de la recuperación por otra persona en vez de por nosotras mismas, tal vez no pensemos que la impotencia sea el problema. Probablemente pensaremos que es la otra persona quien tiene el problema. Muchas de nosotras intentamos recuperarnos o abstenernos de las drogas o del alcohol porque nuestra familia y nuestros amigos quieren que lo hagamos, o porque empezamos un programa de recuperación por orden judicial. Asistimos a las reuniones para complacer u obedecer a alguien más o tal vez para reducir las tensiones en la casa y con la familia.

"Estar sobria no era algo que yo quisiera para mí", dijo Elena, una mujer que usaba cocaína y que iba a las reuniones de Narcóticos Anónimos porque su esposo, Joe, amenazaba dejarla si no lo hacía. "Pensé que era la única manera de salvar mi matrimonio. Si dejara de usar drogas, Joe se quedaría conmigo, y eso era lo único que importaba. Fui para impedir que me dejara. Nunca se me había ocurrido que yo era impotente ante la cocaína o que de verdad tenía un problema".

Muchas de nosotras empezamos la recuperación sin tener una idea clara de nuestra vida interior y nuestros sentimientos. Podemos tardar en reconocer que somos adictas o en admitir que nuestra adicción a la bebida o a las drogas es la razón de nuestra infelicidad y de los conflictos.

El primer paso en la recuperación es volver la mirada hacia nuestro interior. Así podemos ser más honestas con nosotras mismas. La honestidad es esencial porque nuestras adicciones se nutren de la deshonestidad nos acostumbramos a escondernos de nuestras propias emociones y valores.

La mayoría de nosotras empezamos la recuperación sin tener una idea clara sobre nuestra propia vida interior o nuestras emociones. Así fue, sin duda, para mí. Me preocupaba demasiado por las apariencias, y raras eran las veces en que me fijaba en lo que realmente sentía – en quién era *yo,* en qué sentía *yo,* en lo que *yo* quería y necesitaba. Como muchas otras mujeres estaba entumecida emocionalmente. A medida que tomaba consciencia de la sobriedad, pude ver que el alcohol me había servido para evitar mi ansiedad y mi miedo y que me había cerrado con llave la puerta de mi propia interioridad.

Cuando usamos y abusamos del alcohol, las drogas, la comida, etc., perdemos contacto con nosotras mismas. Aunque creemos que debemos ser responsables, creativas, cariñosas y abiertas, en realidad lo que caracteriza nuestra vida es la deshonestidad, la rigidez, el miedo y la desconfianza. Esta dicotomía entre nuestros valores interiores y nuestra vida real provoca un profundo dolor.

Por muy difícil que sea, tenemos que admitir que somos impotentes y sentir nuestra incomodidad. Así podremos poner fin al ciclo de la adicción y abrir la puerta a nuestro ser interior.

LOS DIFERENTES NIVELES DE LA NEGACIÓN

Cuando negamos la existencia de algo, no podemos cambiarlo. Si negamos un problema, el problema permanecerá. Si insistimos en negar que estamos sufriendo o que estamos solas o con miedo, entonces no tenemos la oportunidad de aprender a sentirnos mejor. Pero si enfrentamos la verdad – tomando el riesgo de ver cómo somos—podemos empezar a cambiar.

Si tomamos consciencia de lo que es nuestra verdadera relación con el alcohol u otras drogas, podremos romper con la negación. A menudo permanecemos en la negación porque no queremos sentir todas nuestras emociones o no queremos enfrentar la dolorosa verdad sobre nosotras mismas. La negación también nos protege del miedo que tenemos de enfrentar lo que es ser adicta y de la necesidad de cambiar nuestra manera habitual de enfrentarnos con el mundo.

Además de nuestros propios intentos de negar la verdad de nuestras adicciones, la gente que nos rodea tal vez nos presione para que las neguemos. Hasta parece que nuestra cultura fomenta la noción en nuestras comunidades y en las familias que las mujeres alcohólicas y adictas no existen. Por eso, frecuentemente pensamos que no nos toman en serio cuando buscamos ayuda. A menudo la gente no está dispuesta a escucharnos porque es incómodo enfrentar este tipo de problema abiertamente. Para muchas de nosotras, nuestro uso del alcohol u otras drogas es algo que se pasa por alto, se ignora o de lo cual se le quita importancia. Esta negación cultural puede extenderse para incluir a nuestras familias, quienes, como la sociedad, aparentan no darse cuenta.

Shannon era una mujer de veinte y pico de años, que tenía dos años de sobriedad, y que desde los trece años empezó a tener pérdidas temporales de memoria (blackouts). Su hermano la encubría y distraía la atención de sus padres con sus berrinches. Los padres de Shannon no podían ver las señales más obvias de su adicción al alcohol.

Los adultos le compraban licor, lo cual le encantaba a Shannon. Los cantineros no le pedían identificación y los policías siempre le perdonaban sus infracciones, hasta una vez que la llevaron a su casa en vez de detenerla por conducir ebria.

Shannon cree que nadie reconocía su problema porque era atractiva, joven y mujer. "Yo podía hacer un caos y dar la apariencia de que todo estaba bien porque nadie creía que yo estuviera haciendo las cosas que hacía", dice. Su adicción al alcohol era invisible para todos; por eso era tan difícil que Shannon viera la gravedad de su situación. La negación de la gente que la rodeaba reforzaba su propia negación.

Cuando nos arriesgamos a admitir abiertamente que tenemos un problema con la bebida u otras drogas, nos volvemos vulnerables a la crítica y al rechazo, lo cual nos da más razones para permanecer en la negación. La triste verdad es que nuestra sociedad juzga más severamente a las mujeres adictas que a los hombres adictos. El ser borracho o adicto es malo de por sí. El ser mujer borracha o adicta es aun más vergonzoso. A menudo a las mujeres adictas se les tilda negativamente de promiscuas, descuidadas e inmorales. Si tenemos hijos, nos avergonzamos más de nosotras mismas y los demás se avergüenzan más de nosotras si nuestra adicción interfiere con nuestra capacidad de cuidar a nuestros hijos.

Se necesita mucho valor para ser honestas con nosotras mismas. Las capas de la negación cultural refuerzan nuestra propia negación y se nos hace más difícil reconocer y admitir que tenemos un problema. Puede ser que seamos renuentes a reconocer nuestra adicción o a admitir que somos impotentes o que estamos fuera de control. Tal vez parezca como si estuviéramos confesándonos por haber hecho algo incorrecto. No queremos abrir la puerta a nuestro ser interior si ese "ser" parece ser malo u odioso. Entonces en vez de usar la palabra "admitir", muchas de nosotras preferimos la palabra "reconocer", al hablar de nuestros patrones adictivos.

LA ÚNICA SALIDA

Los mensajes culturales que recibimos acerca de lo que significa ser mujer también refuerzan nuestra negación. La sociedad espera que nosotras, las mujeres, cuidemos a los demás, no a nosotras mismas y que no cultivemos nuestra consciencia ni nuestra propia experiencia interior. Por eso, tal vez pensemos que es egoísta enfocarnos en nosotras mismas. O tal vez nos consideremos demasiado exigentes cuando pedimos lo que necesitamos, cuando ponemos límites o cuando decimos que no. Si abandonamos los papeles que la sociedad espera de nosotras, corremos el riesgo de que nos digan que no somos suficientemente abnegadas o que no estamos cumpliendo con nuestro papel "femenino". La presión que sentimos de ser abnegadas puede dificultar el proceso de la introspección y hacer más difícil el descubrir nuestras propias necesidades.

Si nos sentimos terriblemente en una relación, quizás pensemos: "Pues, no soy muy feliz pero él está haciendo lo mejor que puede y necesita mi apoyo; por lo tanto no debo quejarme". Creyendo que sería egoísta tomar en cuenta lo que queremos *nosotras,* o que no merecemos nada mejor, muchas de nosotras aliviamos el dolor usando el alcohol u otras drogas. No sólo negamos nuestras emociones sino que negamos también que somos adictas.

Sin embargo, a medida que usted trabaja con el Primer Paso, puede empezar a sentir sus verdaderas emociones. Intente hacer el siguiente ejercicio. Ignore por sólo un momento las voces que le dicen que usted es egoísta y exigente tan sólo porque quiere algo mejor para sí misma. Trate de ignorar la posibilidad de que alguien la trate como si fuera invisible, insignificante o vergonzante. Imagínese, en cambio, que está al otro lado de la puerta que usted ha cerrado con su negación. Imagínese que se encuentra en un lugar interior tranquilo y silencioso. Oiga una voz tranquila que le dice que se merece que la gente la tome en serio y que la acepte sin juzgarla. Imagínese que tiene el derecho de pedir y recibir ayuda y que esa ayuda llega.

En este lugar interior tranquilo puede empezar a confiar (o al menos por ahora, *actúe como si confiara*) en usted misma. Puede ser que pronto usted descubra que tiene menos necesidad de protegerse viviendo en la negación. Con el tiempo, se encontrará más cómoda con lo que descubre y tendrá más esperanza para su vida.

¿ES LA VIDA IMPOSIBLE DE GOBERNAR?

El Primer Paso nos pide que entendamos mejor el concepto de la impotencia. Luego nos pide que admitamos que nuestra vida es ingobernable. Muchas mujeres que oyen la palabra *ingobernable* inmediatamente dicen, "Sí, así es mi vida!", pero otras no están tan seguras.

El decidir si la vida es ingobernable o no puede ser difícil para algunas mujeres porque acostumbramos manejar diariamente los detalles de la vida y asumimos responsabilidad para las necesidades de otros. Superficialmente parece que estamos manejando la vida bastante bien. Parece que todo va muy bien, con tal de que no nos preguntemos qué es lo que estamos sintiendo y qué es lo que necesitamos.

Mantener la ilusión de que podemos manejar nuestra vida puede impedir que busquemos la ayuda que necesitamos. ¿Cómo puede ser que tengamos un problema si a pesar de todo, podemos llevar a los niños a la escuela, llevar control de la chequera, hacer los quehaceres domésticos e ir al trabajo todos los días? ¿Cómo es posible que la vida sea ingobernable si todo parece estar en orden?

Aunque todo parece estar en orden y bajo control, hay un miedo y un auto rechazo subyacentes, los cuales nos llevan al punto en donde queremos que todo se vea tan perfecto como sea posible – superficialmente. Pero la realidad es que queremos retener tanto control como sea posible – controlando hasta el más mínimo detalle de la vida de los demás—para poder evitar las emociones como el vacío, la insuficiencia, la ansiedad, y hasta el pánico.

En la recuperación aprendemos a invertir menos energía en controlar a las demás personas y los sucesos y más energía en cuidarnos a nosotras mismas. Empezamos a ver que no es nuestra responsabilidad controlar todo lo que nos rodea. De lo que sí somos responsables es de nuestro propio bienestar. Cuando entendamos esto, tendremos más energía para expresarnos creativa y exitosamente.

Algunas de nosotras no tenemos duda alguna de que nuestra vida es ingobernable; nadie tiene que convencernos que no estamos en control. Muchas de nosotras hemos perdido parejas, hijos, trabajos o nuestra reputación como consecuencia de nuestra adicción al alcohol o las drogas. Hemos hecho el ridículo en público, hemos chocado coches, hemos estado internadas en el hospital y hemos ido a la cárcel. Nos hemos familiarizado con la impotencia y el hecho de que la vida es ingobernable.

Para Ruth, no había ninguna duda sobre el manejo de su vida. Era ministra de su iglesia y estaba en recuperación. También era bulímica y adicta a la nicotina. Ruth llegó a Alcohólicos Anónimos cuando tenía 40 años después de haberse humillado en una ocasión en la que perdió el sentido en una fiesta que se daba en su honor.

Al salir de su casa, sus invitados tuvieron que pasar por encima de ella en donde estaba tirada. Este fue el último de una larga serie de incidentes, cada uno peor que el anterior, los cuales mostraban a las demás personas los efectos de su adicción a la bebida.

Ruth admite contundentemente la impotencia y el hecho de que su vida se había vuelto ingobernable. "Lo que pasó en esa fiesta fue el colmo en cuanto a la pérdida de control", dice ella. Realmente me sentía impotente; era tan obvio que no tenía control en absoluto sobre mi conducta".

Igual que Ruth y otras mujeres, muchas de nosotras asociamos el hecho de que la vida es ingobernable con nuestra falta de poder y control. Vivian, que alcanzó su sobriedad siendo una madre soltera con dos niños, oyó a una mujer leer el Primer Paso en su primera junta de AA, y se identificó inmediatamente con el grupo cuando oyó la palabra "ingobernable". Dice, "Me di cuenta de que era totalmente incapaz de dejar de beber".

Cuando Vivian se despertaba en la mañana, empezaba el día prometiéndose que no iba a beber. Pero pronto pensaba en la bebida e iba hacia la alacena. "Y así terminaba", dice ella. "Bebía hasta perder el sentido".

Estaba claro para Vivian que no podía controlar su conducta, ni mucho menos otras cosas en la vida. En una junta de AA oyó a alguien decir, "Si usted contratara a alguien como usted para manejar su vida, le pagaría por sus servicios?" En otras palabras, ¿está usted manejando su vida de una forma satisfactoria o siquiera pasable? Vivian se dio cuenta de que despediría a una empleada como ella sin pensarlo dos veces. Estaba tan incapacitada por el alcohol que no podía cuidar a sus hijos ni a ella misma. Se dio cuenta de que su vida era de verdad ingobernable.

GUARDANDO LA IMAGEN

El hecho de que no podemos manejar nuestra vida puede ser más difícil de aceptar cuando todo parece estar bien superficialmente, y sobre todo si podemos comparar nuestra situación a la de alguien que está peor. Katy, que era alcohólica y comedora compulsiva no podía entender el concepto de la vida ingobernable—en parte porque había logrado muchas de sus metas en la vida, pero también porque se rodeaba de gente que era adicta al alcohol y a la heroína, y quienes tenían problemas mucho más graves que los que tenía ella. En comparación con las vidas de sus compañeros, la suya parecía manejable.

Sin embargo, no le costó mucho reconocer su impotencia. Durante los seis meses anteriores a que dejara de beber, Katy luchaba diariamente con su adicción a la comida. Ella comía compulsivamente y lloraba todos los días, haciendo el firme propósito en la mañana que no iba a comer demasiado. Para las tres de la tarde volvía a comer compulsivamente otra vez. Sabía que era impotente ante la comida y que no podía parar.

"Pero aceptar que mi vida era ingobernable era muy difícil porque tenía tanto éxito en el mundo de tantas formas", recuerda ella. "Siempre he sido una persona que hacía lo que se proponía; era inteligente y podía alcanzar mis metas. Por eso, pensaba que estaba manejando bastante bien las cosas".

Aunque nuestra apariencia pudiera cubrir la lucha interna que tenemos, para algunas de nosotras llegará el momento en que nos damos cuenta de que nuestra imagen pública está a punto de derrumbarse. Shannon aceptó el concepto de la vida ingobernable aunque por fuera su vida parecía estar funcionando bien. Tenía todo lo que mucha gente quiere: un bonito apartamento, un trabajo y amigos. Pero en el fondo sabía que todo estaba sostenido por un hilo muy fino y que su vida emocional era ingobernable.

"Quería suicidarme. Sabía que era sólo cuestión de tiempo y las condiciones debidas antes de que las cosas empezaran a desmoronarse", dice ella. "Cuando fui a una junta y oí este Paso, algo muy dentro de mí lo entendió. No quería admitirlo pero sabía lo seria que era mi situación. Esto de la vida ingobernable tenía sentido. Pensé, ¿Cómo es que esta gente sabe esto? Fue un alivio enorme".

UN NUEVO TIPO DE PODER FEMENINO

Como mujeres no nos han educado para considerar nuestras propias necesidades, y tradicionalmente no tenemos acceso directo al poder y al prestigio. Por lo tanto, muchas de nosotras hemos perfeccionado el arte de la manipulación. Hemos aprendido a conseguir lo que queremos sin que parezca que estemos exigiendo. Hemos aprendido que quizás nos rechacen o nos abandonen si pedimos directamente lo que queremos, y por eso algunas de nosotras hemos encontrado que es más seguro y eficaz halagar a los demás, coquetear, complacer o fingir impotencia.

Esto nos permite tener alguna influencia y al mismo tiempo no ir en contra de las normas sociales. A veces ha sido más productivo coquetear y comportarnos de una forma seductora para conseguir lo que queremos en vez de pedirlo clara y directamente. Cuando empezamos la recuperación, comenzamos a examinar estos métodos indirectos de ganar poder y a *cuestionar si ésta es la forma de poder que realmente queremos tener.*

Las mujeres podemos tener un poder más constructivo: el poder de tomar nuestro poder personal y ayudar a los demás a tomar el suyo. Este nuevo tipo de poder femenino es un poder interior, el cual viene de un conocimiento silencioso y profundo y que surge cuando nos escuchamos a nosotras mismas.

A pesar de que las mujeres no han ejercido mucho poder en los contextos históricos o sociales, siempre han tenido un enorme poder personal y psicológico al apoyar el crecimiento y los talentos de los demás. Desafortunadamente, en nuestra cultura se valora muy poco este tipo de poder de cooperación y apoyo a los demás; simplemente se da por sentado.

Hay un lugar en donde este tipo de poder sí se valora y se respeta: en los programas de recuperación de los Doce Pasos. Los Doce Pasos de recuperación se basan en que las personas se apoyan mutuamente. Este es un tipo de poder diferente y es un ejemplo del poder femenino en su máxima expresión.

A primera vista el énfasis de los Doce Pasos en el poder cooperativo tal vez no sea tan obvio, ya que originalmente en la literatura de AA hay muchas referencias a un tipo de poder muy distinto – el tipo de poder que se llama "el poder que domina". El poder que domina se asocia con ganar y perder, controlar y dominar. Muchas mujeres no se identifican fácilmente con este tipo de poder. De hecho, sabemos lo que se siente ser dominada por otra persona.

Frecuentemente en las reuniones de AA se hace mucha referencia al "poder que domina". La gente habla de " la ruina total", "la debilidad devastadora" y el "combate individual con el alcohol" al describir su lucha con la bebida. Se oye, por ejemplo: "El alcohol, se convierte en el acreedor avaricioso y nos quita la voluntad y la capacidad de resistir sus exigencias".[1] En otras palabras, el alcohol gana y el alcohólico pierde. En vez de experimentar el poder en términos de una batalla, parece ser que las mujeres se identifican más con la idea del "poder *interior*", el poder que construye en vez de dominar. Esta es la forma femenina y cooperativa del poder. A diferencia de la lucha que está implícita en el concepto de "poder *que domina*", el fin aquí es de compartir el poder para que éste siga creciendo.

En los Doce Pasos se refiere mucho al poder de trabajar con otras personas para curarse y para salir adelante de una manera que no podríamos hacer solas. Así se ve en acción el fenómeno del poder en cooperación, de mutualidad. Es una experiencia compartida, una situación en la que los dos lados ganan.

Todas estas ideas sobre el poder pueden ayudarla a empezar a explorar lo que significa el poder para usted. ¿Dónde tiene poder en su vida? ¿De dónde viene ese poder? ¿Dónde tiene usted la oportunidad de trabajar con otras personas para crear una experiencia de poder compartida? ¿En qué aspectos de su vida tiene el poder de escoger mejores opciones para sí misma?

En la recuperación, desarrollamos el poder de escoger mejores alternativas. Cuando estamos luchando con una adicción, nuestras opciones son muy limitadas. La adicción determina qué haremos, adónde iremos y cómo actuaremos. Al practicar el Primer Paso, recuperamos el poder de escoger y decidir. Podemos decidir si queremos seguir intentando controlar las cosas que no podemos controlar, como nuestro ciclo de adicción, o si queremos controlar las cosas que sí podemos, como nuestra recuperación. Al admitir nuestra impotencia ante la adicción, tomamos nuestro poder personal para experimentar una manera de vivir totalmente diferente.

Deje que la admisión de la impotencia sea su compañera y su guía hacia una nueva experiencia del poder. El tomar consciencia del hecho de que su vida es ingobernable es señal de que usted está en el camino de la recuperación. El cambio es posible. *Hay una solución.*

Segundo paso

*Llegamos al convencimiento que sólo un Poder
Superior podría devolvernos el sano juicio.*

¿EN QUÉ PODEMOS CREER? ¿EN QUIÉN PODEMOS CONFIAR?
Al principio de nuestra jornada con los Doce Pasos, la mayoría
de nosotras estamos dolorosamente conscientes de que no confiamos ni en la vida ni en los demás. Desconfiamos de la vida en
general y de las otras personas. Tal vez la vida nos parezca injusta e
impredecible. ¿Por qué sufrimos contratiempos? ¿Por qué las cosas
no salen como queremos? Cuando estamos atrapadas en patrones
de conducta adictiva, la vida presenta una decepción tras otra. Por
eso, no es de sorprender que estemos a la defensiva, miedosas, enojadas o deprimidas, quizás hasta un poquito descontroladas.

Muchas de nosotras empezamos nuestro programa de recuperación queriendo protegernos. Cuando los otros nos han traicionado
o cuando nos sentimos que la vida nos ha engañado, queremos
defendernos y protegernos de más daño. Sin embargo, este deseo de
protegernos está basado en la ilusión de que tenemos control sobre
las cosas, la misma ilusión que reforzaba nuestras adicciones, y esto
provoca un sentimiento de aislamiento cada vez más profundo. El
problema es que *la vida sí es más difícil y más vacía si no tenemos en
quién o en qué confiar, en quién o en qué creer.*

Nadie quiere vivir con el miedo o la desconfianza, pero parece que no hay otra opción. ¿Cómo puede bajar las defensas si tiene miedo de ser lastimada otra vez? ¿Cómo puede empezar a creer en un poder benévolo más grande que usted? ¿Cómo puede creer en una fuerza vital bondadosa?

Pero ¿cómo sería si pudiera confiar en que la vida la puede apoyar? ¿Cómo sería poner sus preocupaciones en manos de un Poder Superior? ¿No sería diferente la vida si no tuviera que luchar sola?

Este valor y apoyo es precisamente lo que le ofrece el Segundo Paso: la confianza y la esperanza que se sienten al saber que existe ayuda. "Llegar al convencimiento" significa dejar a un lado nuestra ilusión de control, y cuando lo hacemos, abrimos un lugar en nuestra vida para que entre una presencia que guía, una presencia más poderosa que nosotras. Cuando llegamos a creer en un Poder Superior, nos damos cuenta de que no estamos solas. No tenemos que hacerlo todo nosotras. Podemos dejar de controlar las cosas. Cuando empezamos a confiar, nos aligeramos, nos sentimos más tranquilas.

ENCONTRANDO EN QUÉ CREER

Llegar al convencimiento no ocurre de la noche a la mañana. Puede que tardemos mucho en descubrir poco a poco todos nuestros valores y creencias personales. El saber lo que creemos sobre *cualquier* cosa puede ser un buen comienzo en la jornada de los Doce Pasos, ya que como mujeres, nos enseñan a ignorar nuestra voz interior para poder cumplir con las expectativas de los demás y para que se nos acepte. A menudo, sacrificamos algunas de nuestras creencias más importantes por las relaciones; por ejemplo, algunas de nosotras renunciamos a nuestra tradición religiosa cuando nos casamos. Pero renunciamos a nuestras creencias y valores de otras maneras también: puede ser que no actuemos de acuerdo con lo que nos dicta nuestra sabiduría interior.

Natalie, que era alcohólica en recuperación, se encontró en la siguiente situación. "Mi novio me ha pedido matrimonio", dice ella, "y quiero desesperadamente tener una relación. Pero quiere que me convierta a su religión y que pase un año con su maestro espiritual; tengo miedo de que me deje si le digo que no. Y me temo que éste no sea mi camino espiritual y estoy empezando a sentirme incómoda, como si me estuviera presionando".

En otra situación, una mujer dejó de apoyar causas políticas liberales cuando se involucró con amigos que eran políticamente conservadores. Era extraño: ¿era que ella misma se había vuelto más conservadora? ¿O era simplemente que no podía adecuar sus creencias liberales con su deseo de tener estas nuevas relaciones? ¿Qué era lo que realmente creía?

Como estas dos mujeres, nosotras también podemos perder contacto con nosotras mismas cuando tenemos miedo de que nos abandonen. Nos alejamos cada vez más de nuestras creencias verdaderas cuando tratamos de complacer a los demás o de evitar su rechazo. En recuperación aprendemos a escuchar nuestra propia sabiduría interior y a encontrar de nuevo lo que es correcto y verdad para nosotras mismas.

A VECES RÁPIDAMENTE, A VECES DESPACIO

El "Poder Superior" siempre está disponible. Llegamos a creer en un Poder Superior y a relacionarnos con él a nuestro propio paso y manera, a veces rápidamente, a veces despacio.

Dejando a un lado lo que piense su familia, su pareja o su comunidad, ¿cómo se siente con la idea de un Poder más grande que usted? ¿Esta idea es reconfortante? ¿La asusta? ¿Se siente amenazada? ¿Enojada? ¿Tiene sentido o suena un poco anticuada, quizás demasiado como las clases de religión de su niñez. ¿Cuál es su creencia personal?

Si usted se siente escéptica sobre la idea de un poder universal o un espíritu que guía, no está sola. Así pensaba yo cuando empecé mi recuperación. ¿Cómo podía ser tan violento y aterrador un mundo que fuera guiado por una inteligencia superior? Simplemente no tenía sentido. Yo no creía en Dios: no había ningún poder más grande que yo misma. Pensaba que Dios debería haber sido inventado por alguien completamente diferente a mí y que este "invento" no tenía lugar en mi vida.

Como otras personas en recuperación, finalmente llegué a creer en mi propio Poder Superior dentro de mí. Sin ningún esfuerzo consciente de mi parte, mis relaciones empezaron a mejorar, mi actitud se volvió más positiva y mi "mala suerte" empezó a cambiar. ¿Cómo ocurrieron estos cambios? Con el tiempo entendí que había una *fuerza vital con la que podía yo cooperar* y que había efectuado todos estos cambios sanos.

Cuando necesitamos evidencia de que un poder que transforma existe, podemos escuchar las historias que cuentan otras mujeres en las juntas de los Doce Pasos. En sus historias podemos oír cómo ellas descubrieron la fuerza y los recursos interiores para sobrevivir y aun para empezar de nuevo. Podemos aprender que su vida, igual que la nuestra, fue trastornada o casi destrozada por sus adicciones y que sin embargo, en su recuperación encontraron *una gracia que las ha guiado.*

¿Cómo recibimos esta gracia? Es sencillo: llegamos a creer en un

Poder Superior. Suponiendo que llegamos a creer, sea rápida o lentamente, ¿en qué o en quién creemos? ¿En qué o en quién confiamos? ¿Qué quiere decir exactamente "un Poder Superior a nosotras"?

CREANDO UNA IMAGEN PERSONAL DE DIOS

"Un Poder Superior a nosotras" tal vez sea una idea familiar, ya que estamos acostumbradas a pensar que ese poder está fuera de nosotras mismas. A menudo dependemos del mundo exterior, y frecuentemente de los hombres, para protección y seguridad. Aun cuando no dependemos de un hombre específico, nos encontramos bajo la influencia de instituciones cuya visión del mundo se basa en la forma masculina de experimentar el mundo.

Esta tendencia a depender de los criterios externos masculinos puede ser especialmente poderoso para las que nos hemos criado en las tradiciones religiosas judeo-cristianas. Al empezar a examinar nuestras imágenes de un poder más grande que nosotras, tal vez nos preguntemos, Si yo entiendo este poder en términos masculinos, paternales y como un Dios que premia y castiga, ¿qué efecto tendrá en el concepto de mi poder personal? ¿Cómo podré yo, como mujer, relacionarme con esta imagen?

El Dios de la tradición judeo-cristiana es sólo una imagen de este poder más grande que nosotras. Hay muchas otras. Algunas mujeres se sienten más cómodas usando imágenes femeninas, neutrales o personales. Esta práctica de crear nuestro propio concepto de un espíritu guía es precisamente lo que los fundadores de AA querían que hiciéramos. De hecho, el Libro Grande de Alcohólicos Anónimos nos alienta a que creemos nuestra interpretación individual de este poder. El Libro Grande sugiere que escojamos nuestro propio concepto de Dios;[1] de esta forma los principios básicos del programa son accesibles a la gente que pueda temer que AA sea en realidad una iglesia o un grupo religioso. Definitivamente no lo es.

El Libro Grande propone muchas alternativas a un Poder Superior: La Gran Realidad, la Inteligencia Creativa, el Espíritu del Universo.[2] Pero estas alternativas a menudo reflejan un concepto tradicional de la espiritualidad. Hay muchas referencias a un Dios "masculino", quien es un poder omnisciente. Leemos que "Él" es el padre y que nosotros somos los hijos de "él".

El lenguaje y las imágenes masculinos pueden ser confusos y chocantes para las mujeres cuya experiencia de Dios, la iglesia, la religión, la religión cristiana, o con el padre no las ha apoyado. Por eso, algunas mujeres rechazan por completo el concepto de Dios.

Si interpretamos los Doce Pasos de la manera tradicional, este rechazo tal vez se considere una rebeldía peligrosa que puede conducir al abuso del alcohol o de las drogas. La literatura de AA nos advierte de la "agresividad" del alcohólico que no cree en Dios: se dice que "Está en un estado mental que sólo se puede describir como salvaje".

Pero para algunas de nosotras, el rechazo del concepto de Dios, tal y como lo hemos entendido en el pasado, puede ser muy valioso. De hecho, este rechazo puede ser un acto de afirmación de nuestra vida, si tenemos el concepto de un Dios opresivo y que castiga. Manteniéndonos fieles a lo que es correcto para nosotras y olvidando nuestras viejas ideas de Dios, puede ser que nuestra recuperación vaya mejor.

Por ejemplo, Shirley se dio cuenta de que asociaba a Dios con su padre, que acostumbraba pegarle cuando era niña. Sin embargo, tenía miedo de dejar el concepto tradicional de Dios debido a la presión que sentía de su comunidad. "Fue mediante Dios que conseguimos nuestros derechos civiles", dice ella. "De donde vengo yo, nadie se atreve a decir que no cree en Dios. Es la cosa más vil e inaudita imaginable". Shirley decidió no dejar por completo la idea, sino crear una nueva comprensión e imagen de Dios que funcionaba para ella: una presencia segura y amorosa.

¿HOMBRE, MUJER, LOS DOS O NINGUNO?

La sugerencia del Libro Grande que escojamos nuestro propio concepto de Dios respeta nuestra experiencia. Podemos ir más allá de las imágenes que se nos presentan en los Doce Pasos y crear nuestras propias imágenes que curan y dan validez a nuestra experiencia. Podemos dejar atrás el Dios de nuestros padres, si el hacerlo nos ayuda. La imagen tradicional de Dios no tiene nada de malo *con tal de que apoye nuestro proceso.*

Lavonne, una mujer adicta a la piedra, quien alcanzó la sobriedad cuando tuvo su síndrome de abstinencia en la cárcel, tiene una imagen muy positiva de un Dios masculino. Después de practicar por muchos años la religión musulmana, se convirtió al cristianismo cuando estaba en prisión. Su fe está estrechamente ligada a su programa de recuperación. "Los Doce Pasos me ayudan a vivir una vida cristiana", dice ella. "Me enseñan cómo dejar que Dios haga su trabajo en mí".

Para Lavonne, Jesucristo es el primer hombre que la ha amado incondicionalmente. "Yo quería una relación con un Poder Superior que yo percibía como hombre, la cual era sana y amorosa. Y no tenía que hacer nada para que me quisiera: no tenía que planchar sus camisas, prepararle el desayuno o dejar que pasara la noche conmigo. Empecé esta relación sabiendo desde el principio que Él me amaba".

Si un poder masculino no le trae este mismo consuelo, dése permiso para crear una imagen femenina o neutral, si eso tiene más significado para usted. ¿Qué imagen es la correcta para usted? Puede empezar con una idea y cambiarla después si quiere.

Algunas mujeres rezan a una Diosa Madre, a un Dios/Diosa o a Diosas. Otras visualizan imágenes femeninas que representan la espiritualidad, a veces incluyendo animales o elementos de la naturaleza, como el viento, el agua, las flores, la tierra. Otras se sienten más cómodas pensando en el Poder Superior como la Madre Naturaleza, una Luz Interior, una Fuerza Vital u otras imágenes que nos ayudan a ver el valor de ser mujer. Al pensar en la naturaleza de su Poder Superior, conviene preguntar si ese poder es, en realidad, superior en relación a usted. ¿Dónde existe el poder para usted? ¿Por fuera o por dentro, en los dos lugares o en ninguno de los dos? A lo mejor cree en un poder interior que es más grande que el "yo" que es el ego, el yo que representa su identidad exterior pero que es, en realidad, sólo una parte de usted. Su más profundo ser interior es el ser que es más grande de lo que usted parece ser por fuera.

Maureen, cuyo alcoholismo era tan fuerte que sufría de alucinaciones, por fin buscó ayuda. Ella confía en "un guía interior". Cuando la llevaron a su primera junta de los Doce Pasos, un amiga le advirtió sobre el lenguaje ultra conservador que iba a oír cuando la gente hablaba de Dios. Pero esto no le daba miedo a Maureen. Estaba totalmente dispuesta a alcanzar la sobriedad.

Cuando oyó el Segundo Paso, inmediatamente buscó el poder dentro de sí misma. Sabía que era importante desprenderse de su ego por fuera y que también tenía que buscar el "yo más grande" adentro.

"El desarrollar un sentido de mí misma es esencial para mi bienestar", dice. "Hay un poder dentro de mí que es más grande que el yo pequeño al que me he acostumbrado; es más grande de lo que me han enseñado. Es mi ser esencial. Al actuar de acuerdo con este yo, me derroto ante una parte de mí misma que contiene la sabiduría y la verdad. Me devuelve la armonía y el equilibrio; esto es la espiritualidad para mí".

EL PODER DEL GRUPO

Otra forma de creer en un espíritu curativo es pensar en ello como el poder del grupo. Esta idea también viene de la literatura original de AA. "Usted puede, si quiere, pensar en AA como su 'poder superior', ya que en él hay un grupo muy grande de gente que ha resuelto su problema con el alcohol. En este sentido, son sin duda un poder más grande que usted. Seguramente puede tener fe en ellos.

Al mirar a su alrededor y al ver a otros que tienen lo que usted quiere (sobriedad, esperanza, serenidad), puede confiar en que hay un espíritu presente en el grupo que hace que sea posible la recuperación. Puede empezar a depender de algo o de alguien más grande que usted misma y su adicción.

Para Ruth, quien está en recuperación por alcoholismo, la bulimia y por su adicción a la nicotina, su Poder Superior viene del sentimiento de sentirse conectada a otros, de sentirse parte de un grupo. En su recuperación, se dio cuenta de que los Pasos enfatizan la palabra *nosotros*, como cuando se dice "Admitimos que éramos impotentes...."

"Dios no es un Dios abstracto ni un Dios de las alturas que me toca encontrar sola", explica Ruth. "Para conocer a Dios, me hacen falta otras personas en mi vida. Para mí, Dios nace y vive en todos nosotros". Su Poder Superior es la energía, el espíritu que se manifiesta en sus relaciones con otras personas. No es algo que se le otorga desde arriba.

"En realidad es un poder *nuestro;* no es mío ni tuyo ni el de ellos sino *nuestro*", dice. Es poder porque lo compartimos. Si no fuera compartido, no existiría. Está entre nosotros, y nos pide dar lo mejor de nosotras mismas.

Podemos llegar a creer en un poder que es más grande que nuestro ser individual, algo en lo que podemos *participar.* Podemos sentir este poder al establecer relaciones con otros. Es mediante este tipo de conexión que muchas mujeres encuentran bienestar. Esencialmente, las mujeres frecuentemente desarrollan su sentimiento de ser en relación con otras personas, poniendo atención a sus relaciones personales y buscando conexión con otros.

En nuestra cultura, la conexión que buscan las mujeres a menudo no se entiende. Puesto que nuestra sociedad valora la independencia y la competencia, se ve la dependencia con ojos desconfiados. No se distingue entre la dependencia destructiva, como lo son nuestras adicciones al alcohol, a las drogas o a las relaciones, y los patrones de dependencia sanos.

Todos los seres humanos dependen unos de otros, pero lo esencial es la forma en que manejamos esa dependencia en la vida. Como mujeres tenemos una tendencia positiva y natural a actuar recíprocamente y en cooperación con otras personas y nuestro entorno. Aunque no se respete esta tendencia en otras áreas de nuestra vida, se respetará en la recuperación.

La recuperación es un proceso que se basa en esta conexión mutua y el apoyo mutuo de la comunidad, lo cual es tan conocido por las mujeres. Durante siglos nosotras las mujeres nos hemos apoyado reuniéndonos en grupos, compartiendo información y recursos. Nos hemos reunido para lavar ropa y coser, para compartir nuestras historias al tomar un café, para criar a los hijos, jugar a las cartas, hacer negocios y para conscientizar a los demás. Debido a esta tradición, frecuentemente nos sentimos muy a gusto en las juntas de recuperación.

En los programas de los Doce Pasos, dejamos atrás el aislamiento y nos reunimos para apoyarnos mutuamente. Para muchas de nosotras ésta es una experiencia de gracia divina. Si nos hace falta una señal de que hay un poder superior, puede que la encontremos en el apoyo que recibimos del grupo.

LLEGAR AL SANO JUICIO

El Segundo Paso nos dice que nuestro Poder Superior o el espíritu que guía "nos devolverá el sano juicio". ¿Qué quiere decir esto? ¿Implica que de alguna forma no estamos sanas? Para muchas de nosotras, nuestra vida parece desequilibrada. Seguimos repitiendo los patrones autodestructivos de beber o de drogarnos. Realmente queremos que nuestra vida se vuelva sana. Y algunas de nosotras tenemos miedo de que en realidad estemos locas: ¿de qué otra forma se podría explicar nuestra conducta?

Aunque tengamos diferentes interpretaciones de lo que es la locura, AA tiene una definición que funciona para mucha gente: *la locura es hacer lo mismo una y otra vez, esperando obtener resultados diferentes.*

¿Cómo se nos va a devolver el sano juicio? Posiblemente leemos el Segundo Paso y pensamos que el sano juicio viene de una fuente exterior. El lenguaje de este Paso parece sugerir que debemos esperar pasivamente la llegada del sano juicio. Pero en realidad creamos el sano juicio nosotras, escogiendo ser una mujer en recuperación y abriéndonos a un Poder Superior.

LA SEGURIDAD DE LA LOCURA

Para algunas de nosotras es más seguro creer que algo anda mal con nosotras que tomar consciencia de la realidad de nuestra vida. Esto es especialmente cierto para las mujeres que han sido víctimas del abuso físico, emocional y sexual cuando eran niñas o adultas. Puede ser más fácil pensar que somos nosotras las locas que reconocer la desesperación que sentimos al estar en una situación abusiva.

Algunas de nosotras nos decimos que somos demasiado sensibles, demasiado dramáticas o demasiado exigentes. A lo mejor nos convenzamos de que las cosas realmente no andan tan mal ni que están tan fuera de control. Puede ser aterrador reconocer el abuso y la disfuncionalidad que nos rodea.

Eve se crió en un ambiente enloquecedor donde no podía defenderse ni expresarse sin correr el riesgo de ser castigada o de que la pusieran en ridículo. Se crió en un ambiente en que se escondían las adicciones y el abuso detrás de las apariencias de una familia respetable de clase media. Se esperaba que todos en la familia ignoraran que pasaban cosas malas.

Eve no podía cuestionar la versión de la realidad de su familia sin provocar abuso físico o emocional. Entonces, empezó a dudar de sus propias emociones y percepciones porque, al no hacerlo, habría sido demasiado difícil sobrevivir. Ya para los catorce años, cubría su dolor con alcohol, metanfetaminas, cigarrillos, sexo y marihuana.

"No podía confiar en mi propia intuición", dice. "Si entraba en un cuarto y percibía hostilidad entre gente que fingía ser amigos, me sentía un poco loca yo. Empezaba a creer que no había hostilidad allí, sino que yo lo estaba inventando todo. Luego me preguntaba qué tenía yo de malo. ¿Había yo imaginado la hostilidad?

Eve aprendió poco a poco que cuando siente que algo anda mal, no significa que haya algo malo en ella. A veces no se siente segura compartiendo sus emociones en voz alta, pero sí puede decirse la verdad a sí misma. "No tengo que creer que yo soy la que está loca, simplemente porque veo cosas que otros tal vez no quieran ver", dice.

Aun cuando nuestra familia no es abiertamente abusiva, podemos dudar de nuestro buen juicio. Julia, por ejemplo, ha recibido muy poco apoyo de su familia, quien era cínica con ella y encantadora con los demás. La madre de Julia se murió cuando ella tenía nueve años, pero no podía llorar abiertamente su muerte, porque no se permitía que nadie en la familia se sintiera triste. Se sentía tan aislada que su autoestima bajaba cada vez más, dejándola deprimida y con ganas de suicidarse.

Cuando empezó su recuperación, Julia se odiaba a sí misma y la vida no tenía significado para ella. "Eso para mí fue la locura", dice. "Pienso que es el tipo de locura que afecta a la mayoría de las mujeres, y es una distorsión total de la realidad. No creo realmente que estuviera loca pero la imagen que tenía de mí misma era distorsionada".

Para Julia, el sano juicio significa el amor propio y el cuidado de sí misma. Después de unos dos años de alcanzar la sobriedad, se dio cuenta de que su visión de la realidad era diferente a la de su familia. Julia siempre se había sentido que algo andaba mal con ella porque tomaba las cosas demasiado en serio, mientras que para su familia todo era broma. Una vez que comprendió que su perspectiva era una *cualidad positiva* empezó a tener más respeto para sí misma. "La gente puede hacer que nos sintamos locas, pero podemos comprender que no lo somos ni lo éramos en ningún momento".

LA LOCURA VERDADERA

Igual que Eve y Julia, usted puede pensar en la locura como una falta de contacto con su propia realidad. Puede ser que le interese más la definición tradicional de la locura, sobre todo si en su familia hay antecedentes de enfermedades mentales.

A veces es difícil determinar si una mujer sufre de un desorden mental si hay un problema de adicción al alcohol o a las drogas. Ya que la sociedad define la salud mental de una forma para los hombres y de otra forma para las mujeres, ciertas conductas y ciertos estados psicológicos de las mujeres frecuentemente se consideran "anormales". Es preocupante que, tradicionalmente, la mayoría de los pacientes en las instituciones mentales sean mujeres. ¿Realmente están locas todas estas mujeres o es que algunas de ellas simplemente caen fuera del margen de lo que se considera normal en comparación con los hombres? Es imposible saberlo.

Los profesionales en el campo de la salud mental están comprendiendo cada vez mejor a las mujeres, pero las mujeres adictas todavía corren el riesgo de recibir un diagnóstico incorrecto. Los síntomas de la adicción entre las mujeres no son universalmente reconocidos en los campos de la medicina y la psicología y las mujeres adictas frecuentemente reciben un diagnóstico de enfermas mentales.

Irónicamente, algunas mujeres en realidad preferirían recibir un diagnóstico de enfermas mentales. En cierto sentido es más aceptable sufrir de un problema mental que cargar la vergüenza de la adicción. También podemos escondernos detrás de la etiqueta de la locura, permaneciendo en la negación y evitando el problema de nuestra adicción: ¿por qué dejar el alcohol o las drogas si somos enfermas mentales?

Sin embargo, muchas otras mujeres realmente temen la posibilidad de volverse locas. Nuestro miedo de perder el juicio puede ser muy intenso, sobre todo en los momentos iniciales de la recuperación. A Constance, una mujer de una familia con antecedentes de enfermedades mentales, le aterrorizaba caer al fondo de una enfermedad mental. Cuando alcanzó la sobriedad, se dio cuenta de que sufría de ataques severos de ansiedad, cosa que fue encubierta por su abuso a largo plazo del alcohol y las anfetaminas.

"Tuve que enfrentar el hecho de que era una persona muy tímida y ansiosa en contextos sociales", recuerda ella. "Pensaba que iba a volverme loca durante el primer año y medio de alcanzar la sobriedad porque estaba tan consumida por la ansiedad". Durante ese primer año y medio, Constance estuvo tan alterada que no quiso dormir en una cama. En lugar de dormir en una cama, dormía en el sofá envuelta en una colcha, meciéndose.

Para poder manejar esta época difícil, Constance confiaba en lo que había aprendido del Segundo Paso: que había un poder que le devolvería el sano juicio. Para ella, esto quería decir que podía contar con alguien más que ella misma para pasar por una época difícil. El Segundo Paso le recordaba que no estaba sola. Empezó a tener la esperanza de que podía mejorar. "A veces repetía el Segundo Paso miles de veces al día para no romperme en pedazos, para tranquilizarme y recordar que había ayuda", dice. "Cuando empecé mi recuperación, estaba enojada, cínica y odiaba a Dios.

Pero de algún modo, pude sentir un amor increíble en el ambiente de mi recuperación. Así fue cómo experimenté el poder más grande que yo. Me dio esperanza, lo cual finalmente me permitió pasar por los peores tiempos".

EL SENTIMIENTO DE PERMANECER

Llegar al convencimiento de que hay un "Poder Superior a nosotras" es un paso importante que nos puede ayudar a conectarnos con la energía curativa que ya está presente en el mundo. Sin embargo no nos curamos si permanecemos pasivas. Nos unimos a la energía curativa al abrirnos a la idea de la dirección espiritual, sea que nos llegue de un Poder Superior, de un conocimiento interior o de otra fuente.

Esta energía curativa, esta gracia espiritual, puede llegar a ser una presencia que la guía en su vida. Después de estar en recuperación por un tiempo, es posible que usted responda con confianza y fuerza a las situaciones que se presentan sin ningún esfuerzo consciente de su parte. Quizás se pregunte, "¿Hice yo eso?", al ver que usted está actuando en el mundo en maneras nuevas y más constructivas.

Esta gracia espiritual quizás la sorprenda. Puede ser que encuentre un nuevo trabajo o una nueva casa justo en el momento de perder su casa o trabajo anterior. Quizás le lleguen placeres inesperados o eventos fortuitos. Quizás se pregunte, "¿Quién lo hizo?" La gracia espiritual es el resultado de un Poder Superior en su vida.

Aunque no lo crea ahora, puede empezar con la intención de creer en este poder. Si usted emprende el camino de la fe, finalmente la encontrará.

En nuestras adicciones estamos aisladas y solas. Ahora tenemos la posibilidad de pertenecer a un grupo. Formamos parte de una comunidad que comparte el poder para dar y recibir apoyo. También somos parte del universo más grande que nos apoya. Con este apoyo, hacemos el trabajo de transformación de nuestra recuperación.

Tercer Paso

Decidimos poner nuestra voluntad y nuestra vida al cuidado de un Dios tal como lo concebimos.

Cuando admitimos que somos impotentes ante nuestra adicción, descubrimos una verdad importante: hay cosas en nuestra vida que, francamente, no podemos controlar. No podíamos controlar siempre las cosas que hacíamos para satisfacer nuestra obsesión o cómo nos comportábamos en una borrachera. El ver cuán poco control ejercemos sobre algunas de nuestras conductas puede ser espantoso y humillante.

Además de nuestras adicciones, hay mucho más que no podemos controlar. Aunque intentemos conseguir que las cosas salgan a nuestro favor, la otra gente sigue haciendo lo que quiere y las cosas no resultan siempre como queremos. Esto tal vez nos deje frustradas, enojadas y resentidas.

Como mujeres, tratamos de mantener control de varias maneras. Muchas de nosotras empleamos la impotencia, la deshonestidad o la culpa para conseguir lo que queremos. O intentamos "arreglar cosas" o "cuidar a la gente," aun cuando nadie necesita nuestra ayuda. Y a veces usamos nuestra sexualidad para tener poder sobre otras personas: bien para castigarlos o para premiarlos. O tal vez tratemos de mantener control intimidando o amenazando a los demás, si no cooperan con nosotras.

Puede ser que empleemos estas estrategias a propósito pero sin maldad. Cuando queremos controlar, arreglar o tener influencia en una situación, a menudo es porque tenemos miedo o estamos ansiosas. Quizás queremos evitar el sentimiento de total impotencia en relación con el mundo y otras personas. Es deprimente sentir que siempre tenemos que ceder a las exigencias de los demás o que la vida nos está llevando por caminos que no queremos seguir. El problema es que nos encerramos en la lucha en la que tratamos de controlar cosas que no están bajo nuestro control.

Cuando estamos atrapadas es esta lucha, es como si cargáramos un peso demasiado fuerte. Toda nuestra energía disponible se invierte en el trabajo de equilibrar el peso para que no se nos caiga encima. Nos tambaleamos bajo el peso, y no podemos hacer nada más hasta que dejamos de cargarlo.

El Tercer Paso nos dice que podemos dejar nuestra carga y cuando la dejamos, algo más o alguien más puede ocupar el poder. Así nos podemos liberar para vivir con una nueva energía creativa.

LA SABIDURÍA PARA DISCERNIR LA DIFERENCIA

A la mayoría de nosotras no nos gusta la idea de desprendernos de todo porque da miedo. ¿Qué o quién se va a encargar de nuestra vida si no lo hacemos nosotras? Tal vez pensemos, equivocadamente, que podemos evitar más dolor si seguimos aferrándonos al control.

Es fácil pensar de esta manera mientras que creamos que somos responsables de todo. ¿Pero realmente lo somos? La verdad es *que sólo podemos ser responsables de nosotras mismas,* de nuestras propias acciones y actitudes. Todo lo demás está más allá de nuestro control.

En AA, se oye la Oración de la Serenidad, que dice:

> *Dios, dame la serenidad*
> *de aceptar las cosas que no puedo cambiar,*
> *el valor de cambiar las cosas que puedo,*
> *y la sabiduría para discernir la diferencia.*[1]

Son innumerables las veces que he dicho la Oración de la Serenidad durante mi recuperación. La digo con frecuencia para poder alejarme un poco de mi situación y tener una perspectiva más amplia. Fiel a su nombre, esta oración me calma y me ayuda a recordar que el universo no va siempre a conceder mi deseos ni a realizar mis planes.

La Oración de la Serenidad nos recuerda que podemos buscar la dirección del poder espiritual que descubrimos en el Segundo Paso. Luego en el Tercer Paso dejamos que este espíritu o poder nos guíe, en vez de tratar de controlar nosotras la vida. Sencillamente, tomamos la decisión de conectarnos con nuestro Poder Superior.

PROMESA DE ALIVIO

¿Por qué es tan importante *dejar la intención de controlar* las cosas? Porque no podemos crecer en la recuperación si seguimos insistiendo en cambiar las cosas que están más allá de nuestro poder de en controlar. Nos echamos más peso encima tratando de hacer lo imposible. Esto nos distrae la atención de lo que realmente podemos cambiar.

Las mujeres frecuentemente dicen que temen que todo se caiga a pedazos si dejan el intento de controlar las cosas. Pero en lugar de pensar así, considere esto: *puede ser que las cosas deben caerse a pedazos* y que el intentar prevenirlo sólo nos deja exhaustas. Si asumimos la responsabilidad de remediarlo todo, es como si tratáramos de prevenir que un piedra redonda cayera cuesta abajo.

Por ejemplo, si usted es siempre la que interviene en su familia, escuchando todos los lados de la historia e intentando asegurarse de que todos se lleven bien, su trabajo jamás estará hecho porque siempre habrá conflicto en una familia. Si su papel es el de prevenir que los conflictos se intensifiquen, siempre estará mediando los asuntos, tratando de mantener bajo control las emociones de todo el mundo. Nadie, incluyéndola a usted, puede cambiar ni crecer en esta situación.

Pero pregúntese por qué es su responsabilidad manejar las emociones de los demás. ¿Qué pasaría si en lugar de hacer esto, usted se enfocara en sus propias necesidades emocionales? Quizás su familia enfrentaría mucho alboroto emocional, pero eso ya está pasando bajo la superficie de todas maneras. Si usted deja de intentar resolverlo todo, las cosas posiblemente vayan en una nueva y sorprendente dirección.

Aunque desprenderse de todo puede ser aterrador, también puede ofrecer alivio y nuevas posibilidades. Las vidas de las mujeres contemporáneas son típicamente sobrecargadas de responsabilidades; millones de nosotras se esfuerzan mucho para pagar las cuentas o tenemos trabajos que exigen mucho, pidiendo que equilibremos las exigencias de las carreras y las de las familias. Muchas de nosotras criamos solas a los hijos, cuidamos a nuestros padres viejos y mantenemos unida a la familia. Podemos sentirnos hasta agradecidas al descubrir que no nos toca asegurar que todo funcione perfectamente.

A las mujeres nos educan para preocuparnos. Se espera que nos ocupemos de todos los detalles para que la gente que nos rodea se sienta libre para vivir su vida al máximo. Nuestra cultura nos da permiso de preocuparnos demasiado: de preocuparnos por la hora que los hijos llegan a casa, de preocuparnos por las relaciones interpersonales, por mantener las relaciones familiares, por el recordar los cumpleaños y por administrar la casa.

Pero, ¿qué pasaría si confiáramos en que un Poder Superior apoyara a los demás, igual que estamos aprendiendo que ese Poder nos apoya a nosotras? Probablemente, nos preocuparíamos menos sobre esas cosas y nos cuidaríamos mejor a nosotras mismas. Cuando dejamos de controlar todo, podemos enfocar nuestra energía donde sí tenemos influencia y verdadera responsabilidad, incluyendo nuestra propia salud y bienestar.

Julia entendió el hecho de que la vida es imposible de controlar por primera vez a los nueve años, cuando murió su madre. Ahora, a los cincuenta años, a punto de divorciarse y con una niña para criar, está todavía consciente de que muchas cosas en la vida son imposibles de controlar.

"Creo que probablemente un noventa por ciento de la vida está más allá de nuestro poder de controlar: el clima, las otras personas, la fortuna", dice. "Me preocupo de lo que le pasará a mi hija pero hay un límite en cuanto a lo que puedo hacer. Puedo guardar bajo llave las sustancias venenosas en la alacena, pero no puedo impedir que un conductor borracho se pase la luz roja. El preocuparnos de las cosas incontrolables sólo nos roba el tiempo que tenemos".

En lugar de enfocarse en lo que no puede cambiar, Julia invierte su energía en las cosas que sí puede cambiar, como relacionarse con sus amigas y cuidarse mejor a sí misma. En vez de desesperarse por su esposo, quien la dejó por una mujer más joven, busca el apoyo emocional de otras mujeres que están en recuperación.

Al decidir enfrentar el dolor de su divorcio en vez de tratar de cambiarlo, negarlo o beber a causa de ese dolor, Julia se abre a la posibilidad de recibir el apoyo de otros. A veces se pregunta qué hizo para merecer esto. Dándose cuenta de que la conducta de su esposo estaba más allá de su capacidad de controlarla, Julia se deja llorar la traición y la pérdida. Al aceptar los hechos sin amargarse, se desprende de todo y se queda en la realidad de las cosas. "De verdad se necesita sabiduría para saber la diferencia entre lo que podemos y lo que no podemos cambiar", dice.

SOMETERSE Y DERROTARSE

Algunas mujeres se oponen al lenguaje del Tercer Paso. Poner nuestra vida "al cuidado de un Dios *tal como lo concebimos",* parece ser que entregamos todo. Parece sugerir que seremos rescatadas por una autoridad masculina, quien nos cuidará siempre y cuando nos portemos bien. El Libro Grande de AA dice: "Teníamos un nuevo Jefe, quien siendo todopoderoso, nos proveía lo que necesitábamos, con tal de que nos uniéramos a El y realizáramos bien su trabajo".[2] Esta imagen de un padre que domina es muy difícil de aceptar para algunas mujeres.

Este Paso tal vez implica sumisión. *Pero hay una diferencia entre sumisión y derrota.* Cuando somos sumisas nos damos por vencidas ante una fuerza que intenta controlarnos. Cuando nos derrotamos, dejamos nuestra necesidad de controlar las cosas. El Tercer Paso nos pide que *nos derrotemos,* no que nos sometamos.

La idea de la sumisión puede ser un asunto que nos preocupa, ya que tradicionalmente se espera que las mujeres cedan al control de alguien más. Todas hemos sentido la presión de dejar que los padres, los esposos, los jefes, los doctores u otras personas de autoridad

Somerse y derrotarse

tomen decisiones importantes sobre nuestra vida. Hasta se nos puede premiar por ser sumisas: al recibir halagos por ser buenas hijas, esposas fieles, por ser abnegadas, pacientes o ejemplares como trabajadoras.

La idea de derrotarse puede provocar ansiedad, sobre todo para las mujeres que han sufrido abuso físico o sexual. Cuando esto forma parte de nuestra historia personal, generalmente queremos tener control sobre las cosas porque si no lo hacemos nos sentimos vulnerables.

A María, una doctora, le preocupaba poner su voluntad y su vida al cuidado de un poder exterior porque le parecía un acto de sumisión. En vez de hacerlo encontró una manera de derrotarse.

"No tuve ningún problema en reconocer que era impotente ante el alcohol y que tenía que dejar de intentar controlar a los demás", recuerda. "Pero como mujer profesional trabajando en un ambiente dominado por hombres, tuve que luchar hasta el último minuto. La idea de dejar que alguien más guiara mi vida fue extraordinariamente difícil. Parecía que estaba dándome por vencida".

María llegó a creer que su Poder Superior la apoyaría y entonces se sintió segura para desprenderse de todo. Su solución fue pensar en su grupo de apoyo en recuperación como el espíritu que la guiaba.

"Tuve que decirme, 'Sé que no puedo controlar muchos aspectos de mi vida e intentar hacerlo me llevará otra vez a la bebida. Así que voy a confiar en el poder del grupo'", explica ella. "No pienso en el grupo como algo que me cuida; es más bien que su sabiduría me ayuda a derrotarme ante mi deseo de controlar".

Igual que María, podemos ver que es mucho más fácil dejarnos llevar por la corriente de la vida si sentimos que seremos sostenidas para mantenernos a flote. Esto es la fe.

Aunque nos sintamos suficientemente seguras para desprendernos de todo, puede ser que de vez en cuando necesitemos que se nos tranquilice de nuevo. En este momento conviene discutir sus emociones con su grupo de apoyo. Para la mayoría de nosotras, la derrota, o sea desprenderse de todo, es un proceso en el que empezamos y paramos, tomamos dos pasos para adelante y un paso para atrás. No es raro desprenderse del control y luego querer tomarlo de nuevo una vez más, y otra y otra.

Derrotarse es como aprender a balancearnos. Por un tiempo quizás nos tambaleamos, buscando el punto medio entre someterse y controlar. Derrotarse es el punto de equilibrio, el sano juicio y la serenidad que experimentamos cuando nos sentimos seguras con nuestro Poder Superior.

UNA RELACIÓN MUTUA

En el Segundo Paso, usted empieza a volver la mirada hacia adentro para poder encontrar un Dios o un Poder Superior que funcione para usted y que la haga sentir segura. Reflexione sobre su relación con este poder curativo. ¿Es semejante a una relación entre padre e hijo? ¿O es una relación más equitativa e interdependiente?

Puede ser peligroso, sobre todo para las mujeres, pensar que recibiremos buenas cosas de nuestro Poder Superior si somos bien portadas, pasivas y si nos comportamos como niños. En lugar de ser sumisas, podemos imaginar una relación mutua en la que damos a nuestro Poder Superior tanto como éste nos da a nosotras.

Grace, una mujer que era adicta al alcohol y que comía compulsivamente durante veinte años, dice que tiene una relación mutua y amorosa con su Poder Superior. "Mi relación con un Poder Superior es mutua: es decir, de ida y vuelta. Es una relación en la que el Poder me cuida y yo también lo cuido", dice. "Cuando pongo mi vida al cuidado de la voluntad de Dios, significa que soy quien realmente puedo ser. Y creo que esto es lo que mi Poder Superior *necesita de mí*. Este es un proceso muy activo en el que me dedico, me comprometo o me derroto ante algo más grande que mi yo individual".

Para Grace, esto a menudo significa que se defiende o que hace algo que le da miedo, las dos cosas más difíciles para ella. "Al estar dispuesta a tomar acción, a intentar algo nuevo o a cometer un error, estoy cooperando con este poder tan vasto", dice. "No sé siempre lo que va a pasar y al principio esto era aterrador. Muchas veces he tenido que desprenderme de todo cuando tenía mucho miedo. Pero ahora estoy más cómoda con lo desconocido. Dejo que la vida me sorprenda con lo que me va a mostrar".

LAS MUJERES Y LA FUERZA DE VOLUNTAD

¿Qué quiere decir cooperar con nuestro Poder Superior? En el lenguaje de AA significa "dejar nuestra voluntad en manos de un Poder Superior". Pero tal vez esta frase no sea tan clara. ¿Cómo hacemos para dejar nuestra vida y voluntad en manos de un Poder Superior?

Cuando pienso en dejarle mi vida y voluntad a un Poder Superior, prefiero pensar en agarrar algo fuertemente y luego abro la mano y lo suelto. Si tengo un problema que me preocupa constantemente, imagino que lo estoy agarrando lo más que pueda. Luego lo suelto al espíritu que me guía.

Algunas mujeres que están en recuperación usan piedritas como recordatorios para ayudarlas a desprenderse. Cuando Frances no puede dejar de preocuparse de una situación o una relación, tratando de resolver todo o hacer que se resuelva como ella quiere, carga una piedra en su bolsillo. La piedra es suficientemente grande para que pueda sentir su peso. Cuando está lista, se la saca del bolsillo y esto le alivia la carga que tenía. "Me recuerda que "dejárselo al Poder Superior" puede ser tan sencillo como quitar algo del bolsillo", dice Frances.

Desde luego, las cosas no son siempre *fáciles*. Este Paso dice que ponemos nuestra voluntad y nuestra vida al cuidado de un Poder Superior. Cuando insistimos en aferrarnos a que las cosas deben salir siempre a nuestra manera, siempre estaremos en conflicto con algo.

Nuestra fuerza de voluntad nos tiene en conflicto en vez de en armonía con la vida. Si no renunciamos a nuestra fuerza de voluntad, será más difícil renunciar a algo más: dejárselo al Poder Superior se vuelve imposible.

Pero, ¿qué es "la voluntad que dejamos al Poder Superior? En la literatura de AA, hay muchas referencias a la fuerza de voluntad, sobre todo el concepto de la *voluntad individual*. La voluntad individual es la tendencia de los alcohólicos de emplear su voluntad para fines egoístas. Nos advierte el Libro Grande de AA: "Sobre todo, nosotros los alcohólicos tenemos que deshacernos de este egoísmo".[3]

Las mujeres debemos distinguir claramente entre la fuerza de voluntad y el egoísmo. Nuestro trabajo es liberarnos del *egoísmo destructivo*, el egoísmo cuyo enfoque es nosotras mismas sin consideración a los demás. Pero también queremos llegar a estar *más comprometidas con nuestro propio bienestar*, lo cual significa establecer una relación más profunda con nosotras mismas.

Con demasiada frecuencia, empezamos nuestra recuperación

sin saber quiénes somos. Hemos perdido nuestra verdadera identidad a causa de nuestras adicciones.

En vez de rendirnos a nuestra voluntad y a nuestro egocentrismo podemos fijar nuestra atención de otra forma, volviendo la mirada hacia adentro. Al hacerlo, nos volvemos más conscientes de nosotras mismas y podemos explorar nuestras emociones verdaderas y nuestros valores. Al cultivar una mayor consciencia de esta forma, podemos crear una nueva *consciencia,* que nos ayuda a aprender más sobre quiénes somos y lo que necesitamos.

Esta atención dirigida hacia usted misma tal vez parezca contradecir la filosofía de AA, la cual nos sugiere cautela para no caer en la excesiva auto suficiencia. "¡Qué firmes somos en nuestra intención de reclamar el derecho de decidir solos lo que pensaremos y cómo actuaremos!"[4] Sin embargo, la mayoría de las mujeres todavía no han reclamado este derecho. Demasiadas mujeres han pasado su vida siendo abnegadas.

La falta de sentido de sí misma es una cosa que la sociedad considera una característica deseable en una mujer y puede causar que luchemos contra nuestras adicciones a la vez que dificulta nuestra recuperación. Sin un sentido de nosotras mismas no podemos conectarnos con un Poder más grande que nosotras, ni podemos ser responsables de nosotras mismas y determinar lo que podemos y lo que no podemos controlar.

En la recuperación, descubrimos nuestro derecho de tomar nuestras propias decisiones. Aprendemos a escoger entre las opciones que se nos presentan. Nos desprendemos de la fuerza de voluntad y el egoísmo que nacen del miedo para así tener una experiencia más amplia de quiénes somos.

En el Tercer Paso, aprovechamos la oportunidad de enfocarnos en nosotras mismas: no en el yo superficial que depende de la fuerza de voluntad para conseguir que el mundo cumpla nuestros deseos, sino en el yo interior, que está conectado con el espíritu. Esta conexión nos guía para que usemos nuestra voluntad en armonía con la vida, no en contra de ella.

LA DISPOSICIÓN

Con la buena voluntad decimos sí a la vida. La diferencia entre *la fuerza de voluntad* y *la disposición* es lo siguiente: la fuerza de voluntad es ejercer poder sobre la gente y las situaciones; con disposición se abren nuevas posibilidades.

Ejercemos la fuerza de voluntad cuando lo que nos motiva es una actitud egoísta; cuando queremos dominar a los demás y a todo lo que sea obstáculo en nuestro camino. Cuando ejercemos la disposición, estamos dispuestas a dar tanto como recibir en nuestras relaciones con otras personas y con la vida. La disposición nos permite sentir el poder que hay cuando participamos en la vida en vez de intentar controlarla.

La disposición la ayuda a crecer en su recuperación. Los Doce Pasos le piden una y otra vez que esté dispuesta, de tratar de hacer algo nuevo, de estar abierta al cambio, de desprenderse del pasado. Cuando usted deja su voluntad y su vida en manos de un Poder Superior, está dispuesta. Es un acto de fe y de confianza: usted está dispuesta a ver qué pasa si deja sus esfuerzos de controlar los resultados, permitiendo que la vida se revele.

Se necesita tiempo para ver que estar en disposición y desprenderse de todo son parte de un proceso que requiere práctica. Habrá que hacerlo repetidas veces, y nunca lo haremos perfectamente, lo que puede ser frustrante si, como yo, usted es perfeccionista. Para todas nosotras la disposición va y viene. Sin embargo, sólo hace falta un poquito para tomar de nuevo el buen camino.

Podemos aprender de lo que se dice en *The Twelve Steps and Twelve Traditions* de AA: "un comienzo, aun el más pequeño, es todo lo que se necesita. Una vez que usamos la llave de la buena voluntad en la cerradura y la puerta se abre, aunque sea un poquito, descubrimos que siempre podemos abrirla más".[5] Si la puerta se cierra, podemos volver a abrirla. Siempre hay más oportunidades si estamos dispuestas.

Se necesita disposición para tomar el Tercer Paso. Si usted tiene miedo o si se siente ansiosa, como si no pudiera relajarse ni por un solo momento, puede ser reconfortante recordar que la decisión que tomó en el Tercer Paso no es algo que se hace una sola vez. Al principio, es posible que tenga que hacerlo varias veces al día. Es un proceso que se sigue momento a momento.

Frecuentemente es más fácil pensar en una derrota temporal, o sólo por hoy. Aprendemos a desprendernos sólo por hoy: por esta hora, o por este minuto decidimos no beber, no comer compulsivamente ni de ninguna manera tener conductas compulsivas. Asimismo, podemos dejar la lucha para controlar todo, *sólo por hoy.*

Siempre puede volver a los viejos hábitos en el futuro si quiere, pero vale la pena ver lo que pasa si deja la vieja forma de ser por una hora o un día. Sólo por hoy, haga lo que pueda.

TOMANDO UNA DECISIÓN

El secreto sutil del Tercer Paso es que se trata de la decisión de desprenderse. El Tercer Paso dice que *"decidimos"* poner nuestra voluntad y nuestra vida al cuidado de un Dios. Decidimos que vamos a actuar de otra manera, a buscar una perspectiva diferente. Decidimos estar dispuestas o por lo menos *estar dispuestas a, en algún momento, estar dispuestas.*

En el Tercer Paso usted tiene la libertad de escoger. Cuando empieza su recuperación, adquiere el poder de tomar sus propias decisiones en lugar de permitir que la adicción controle su vida.

Ésta puede ser una nueva experiencia para las que no hemos tenido mucha práctica al tomar nuestras propias decisiones conscientes. A muchas de nosotras nos han educado para dejar que otros decidan por nosotras; por eso quizás tengamos miedo de cometer errores o de parecer demasiado insistentes o exigentes.

Nos preocupa que si somos decididas, se nos va a ver como egoístas o que alejaremos a la gente en nuestro entorno. El ser decidida quizás nos parezca demasiado arriesgado o que tal vez provocará conflicto y soledad.

Irónicamente, es común que nos sintamos relativamente cómodas tomando decisiones sobre nuestros hijos, amantes, casas, esposos, familias y trabajos, ya que son decisiones que tomamos cuando nuestro *papel* está firmemente establecido. Pero es mucho menos común que tengamos confianza en las decisiones que tomamos sobre *nosotras mismas,* es decir, las decisiones que satisfacen nuestros propios deseos y necesidades interiores.

A bien pocas nos han educado para hacer esto. ¿Cómo tomamos nuestro poder personal y mantener relaciones personales al mismo tiempo? ¿Cómo podemos cuidarnos a nosotras mismas y al mismo tiempo cuidar a otras personas?

Descubrimos las respuestas a estas preguntas en nuestro proceso de recuperación. Los Pasos nos guían para que aprendamos a ser responsables de nosotras mismas y para que podamos conectar el yo que acabamos de descubrir con el espíritu que nos guía.

En nuestras juntas aprendemos de otras mujeres cómo ellas han descubierto el punto de equilibrio entre el yo y los otros en su recuperación. Formando relaciones con otras personas que están en recuperación, tenemos la oportunidad de demostrar nuestra capacidad de tomar decisiones que incrementan nuestro poder personal y que apoyan a los demás, y de adquirir confianza al hacerlo.

Tomaremos muchas decisiones en el Tercer Paso. Podemos decidir dónde cabe nuestro Poder Superior en nuestra vida. Antes, organizábamos nuestra vida con nuestra adicción como punto de referencia. Ahora podemos tener la espiritualidad como enfoque central de nuestra vida.

Podemos usar la energía que antes gastábamos en beber, comer o apostar para aceptar el fluir de la vida. Podemos escoger ir con la corriente en vez de luchar contra ella; así escogemos participar en nuestra recuperación en lugar de lidiar con ella o simplemente esperar a que ocurra.

Y lo que es más, podemos renunciar a tener que saber siempre las respuestas. Marta lo expresa bien: "En el Tercer Paso, renuncio a la persona que pensaba que era y renuncio a esa imagen para que pueda nacer algo diferente. El momento de la derrota es cuando me abro a la posibilidad de que puedo comportarme de otra manera, aunque no sepa lo que debo hacer. Hago una pausa y digo, 'No sé y me derroto'. Sé que no puedo regresar a donde estaba antes, pero no sé lo que vendrá ahora. Es la función de mi Poder Superior proveer las respuestas".

Lo que Marta describe aquí es la aceptación y la derrota. Cuando decidimos poner nuestra vida y nuestra voluntad al cuidado de un Poder Superior, es posible derrotarse. Dejamos de luchar a fin de que las cosas resulten de cierta manera. Dejamos de luchar contra las cosas que no podemos vencer. Confiamos en que el universo nos guiará por el buen camino y que nos dará lo que necesitamos. Así penetramos y tocamos el misterio más profundo de la vida misma.

LA GRATIFICACIÓN NO ES INSTANTÁNEA

En el inicio de mi recuperación, mi madrina me explicó que ya había pasado muchos años poniendo mi voluntad y mi vida al cuidado de la adicción al alcohol. Había sido tan fácil rendirme ante el beber compulsivamente, convirtiéndolo en mi "Poder Superior" y dejando que destruyera la calidad de mi vida. Después en recuperación, tenía la oportunidad de derrotarme ante un poder diferente: uno que me concedería bienestar, autoestima y el sano juicio.

¿Por qué puede ser más difícil derrotarse ante un Poder Superior que derrotarse ante una adicción? Quizás la mayor dificultad sea que no vemos tan rápidamente los resultados. Como adictas, el principio que rige en nuestra vida es la gratificación instantánea: no queremos esperar; queremos todo *en este momento*. Puede ser frustrante descubrir que los beneficios de la recuperación con frecuencia nos llegan poco a poco, y no drásticamente.

Puesto que estamos acostumbradas a ver resultados inmediatos, posiblemente nos sintamos incómodas si no obtenemos alivio inmediato. En esos momentos acudimos a nuestra fe en un Poder Superior para recordarnos que no tenemos que saber todas las respuestas todavía. Sencillamente, lo que hacemos es confiar en que seremos apoyadas y recordar que la vida tal vez se presente en una forma que no esperábamos.

Cuando decimos que sí a la vida, nos derrotamos. La vida se

convierte en nuestra pareja en lugar de ser algo que controlamos o que nos controla a nosotras. Podemos relajarnos, bajar el ritmo de nuestra vida, disfrutar la serenidad. Es posible que tarde un poco en ajustarse al nuevo ritmo de su vida en sobriedad. Pero una vez que lo logre, puede tomar decisiones conscientes y aceptar un Poder Superior que trabaje a su favor. Habiendo concebido este poder a su propia manera, usted puede cooperar con él, cuidarlo y aprender a rendirse a su gracia espiritual.

Cuando reclamamos nuestro verdadero poder, renunciando a la fuerza de voluntad y aceptando la disposición, nos comprometemos a nuestro crecimiento espiritual. Ahora buscamos la sabiduría interior para saber la diferencia entre lo que podemos y no podemos controlar.

Cuarto Paso

*Sin ningún temor hicimos un inventario
moral de nosotros mismos.*

EL CUARTO PASO NOS PIDE QUE SIGAMOS con la introspección y
que examinemos profundamente nuestro comportamiento, nuestras actitudes y las experiencias que eran factores que contribuyeron
a nuestras conductas compulsivas. Cuando enfrentamos este Paso
por primera vez, puede ser agobiante; son comunes los sentimientos de culpa, vergüenza y confusión.

Cuando cargamos el sentimiento de culpabilidad, apenas
aguantamos la idea de hacer un inventario de nuestras acciones
pasadas. Puede ser demasiado doloroso pensar en cómo hemos lastimado a los demás y a nosotras mismas. Es posible que cuestionemos si realmente vale la pena abrir las heridas del pasado y
recordar escenas que preferiríamos olvidar. ¿No sería mejor olvidar
el pasado y seguir adelante?

Ésa fue sin duda mi primera reacción al Cuarto Paso. No sabía
cómo podría "sin temor" hacer un inventario de mi vida. Como la
mayoría de las mujeres en los primeros pasos de la recuperación, me
sentía culpable y avergonzada de muchas cosas en mi vida. Trabajé
con el miedo y la ansiedad que tenía sobre el Cuarto Paso, dándome
buena voluntad a mí misma. Poco a poco me di cuenta que podía
tomar este Paso con una actitud de aceptación hacia mí misma.

Fue sorprendente descubrir que el Cuarto Paso no se trataba solamente de angustiarme sobre mi pasado. Se trataba más bien de conocerme mejor. Una mujer lo dijo así: "Si puedes descubrir solamente una cosa, por muy pequeña que sea, que te dé más entendimiento sobre tu vida interior, sabrás que has hecho un Cuarto Paso".

¿POR QUÉ HACER UN INVENTARIO MORAL?

El Cuarto Paso nos ofrece la oportunidad para el auto descubrimiento, tal vez la primera que hayamos tenido. Mientras más y mejor nos conocemos (nuestra historia personal, los sentimientos, las motivaciones, las conductas y actitudes), menos son las posibilidades de que volvamos a nuestras adicciones (beber, usar drogas, comprar o comer compulsivamente u otras conductas compulsivas). Piense en este Paso como el encender una luz en un cuarto completamente oscuro: si usted sigue caminando en la oscuridad, lo más probable es que se caiga y se haga daño una y otra vez. Pero cuando prende la luz, puede ver por dónde va. Asimismo, el inventario moral del Cuarto Paso ilumina los obstáculos en su camino. Al hacer un inventario moral, podrá ver lo que obstaculiza su recuperación. También puede pensar en un inventario moral como una limpieza general de la casa: separando el desorden y buscando lo que ya no sirve pero que está ocupando espacio. Usted decide lo que vale la pena guardar y tira el resto. Sólo después de hacerlo, tendrá espacio para algo nuevo. Cuando su casa interior está limpia y ordenada, un Poder Superior puede guiar sus pensamientos y acciones.

¿QUÉ ES UN INVENTARIO MORAL?

Esencialmente, un inventario moral es una lista o una descripción de su historia personal. Aunque hay muchas maneras de crear un inventario moral, el resultado final es una recapitulación de su vida, generalmente por escrito, y que toma en cuenta lo siguiente: ¿Cuáles han sido los eventos significantes en su vida? ¿Cómo reaccionó usted a esos eventos? ¿Cómo han sido sus relaciones con otras personas? ¿Cómo se ha portado usted en esas relaciones? ¿Cuáles son sus sentimientos más profundos y sus actitudes más básicas hacia la vida? ¿Cómo ha llegado a ser la persona que es actualmente?

El objetivo de este auto análisis es comprender mejor cómo usted misma y otras personas han influido para determinar su vida. Puede resumir el Cuarto Paso haciéndose las dos preguntas siguientes: *¿Qué es lo que ha influido en el desarrollo de mi vida? ¿Cómo soy responsable yo de la manera en que se ha desarrollado mi vida?* Cuando usted se enfrenta directamente a sí misma y a su pasado, empieza a tomar la responsabilidad de su vida.

Al hacer el inventario moral por escrito, resulta más fácil llevar la cuenta de sus pensamientos y percepciones. Un inventario escrito también la preparará para los Pasos que siguen más tarde. Y el escribir hace que usted participe en un acto tangible que tiene resultados visibles.

Para algunas mujeres éste es el primer paso que realmente tiene sentido porque consiste en una actividad externa. Los Pasos anteriores son más abstractos; tienen que ver con la reflexión interior y el tomar decisiones. En el Cuarto Paso, buscamos papel y empezamos a escribir nuestras experiencias, tanto nuestros pensamientos y emociones como nuestras circunstancias exteriores. Al describir honestamente lo que nosotras y otros hemos hecho y cómo nos sentimos acerca de estos eventos, empezamos a conocernos.

Igual que en un almacén se hace un inventario del surtido, nosotras creamos un inventario moral para ver lo que tenemos, lo que falta y lo que necesitamos reemplazar o remover. Con esta información, podemos ver los obstáculos y peligros en nuestra vida y podemos evitar o quitarlos antes de que nos hagan daño otra vez.

LA BÚSQUEDA DE LOS "DEFECTOS"

Escribir un inventario moral probablemente sería menos amenazante si no fuera por la palabra *moral*. Algunas mujeres tienen una reacción tan fuerte a esta palabra que evitan el Cuarto Paso por años. Una razón común de esta reacción es el miedo del juicio implícito de la palabra; el miedo que dice: Seré yo *moralmente deficiente?* Constance, por ejemplo, llevaba doce años de sobriedad antes de empezar su inventario moral porque se sentía tan avergonzada de su conducta sexual. Era demasiado inquietante reconocer las cosas que había hecho.

La expectativa común del Cuarto Paso es que identifiquemos sólo nuestros pecados. Para identificar nuestras inadaptaciones, nuestros fracasos y errores, la literatura de AA hasta sugiere que usemos como guía los Siete Pecados Mortales: el orgullo, la codicia, la lujuria, el enojo, la gula, la envidia y la pereza.[1] Cuando lo hacemos así, nuestro inventario moral acaba siendo una lista de "defectos de carácter", rasgos que nos gustaría cambiar, como el egoísmo o la deshonestidad.

Natalie, una estudiante universitaria, escribió el tradicional inventario moral de AA, el Cuarto Paso. Estaba deseosa, quizás demasiado, de empezar a hacerlo. Como se recomienda en la literatura tradicional de AA, apuntó todos los resentimientos hacia los demás, examinando muy bien todo el conflicto que había en su vida. Con esta larga lista de quejas siguió con las siguientes recomendaciones:

> *Ignorando los errores que los demás habían hecho, nos decidimos a investigar nuestros propios errores.... Aunque la culpa de lo que pasó no hubiera sido totalmente nuestra, tratamos de descartar la participación de la otra persona en su totalidad. ¿De qué éramos responsables nosotros?*[2]

Tomando esto en cuenta, Natalie se puso a la tarea de descubrir su papel en estos conflictos. El resultado fue un resumen detallado de muchos defectos. Concluyó que sus defectos principales eran el orgullo, la ira, el miedo y los celos, todos los cuales contribuyeron a la infelicidad diaria de su vida. Esto le dio información útil sobre cómo se relacionaba con otras personas. Pero descubrir estos "defectos de carácter" no era suficiente. Tenía que buscar más profundamente para encontrar la causa de estos patrones.

Términos como *defectos* y *moralidad* pueden llevar a las mujeres por un camino equivocado. Muchas de nosotras enfocamos nuestras fallas de manera que nos causan más daño que beneficio. Como Natalie, cuando buscamos defectos, seguramente los encontraremos, ¡y muchos! Esto sólo aumenta los sentimientos de ser una persona limitada. Lo más probable es que ya nos sentimos mal con nosotras mismas y cuando nos enfocamos sólo nuestras fallas, nos sentimos peor.

Buscar defectos puede ser beneficioso si no estamos acostumbradas a pensar en nuestras imperfecciones. Pero como mujeres, frecuentemente estamos más que listas para buscar nuestras fallas. Aun si somos descaradas por fuera y aparentemente seguras de nosotras mismas, por dentro probablemente somos las críticas más severas de nuestra propia conducta.

Como mujeres, nos educan a buscar nuestras fallas. Nos es fácil aceptar la culpa de algún problema, sobre todo para salvar una relación o para complacer a alguien más. Natalie quería escribir el mejor Cuarto Paso que jamás hubiera visto su madrina. Pero cuando buscamos incesantemente nuestros "defectos" de esta manera, lo único que hacemos es agravar las tendencias que ya tenemos de criticar y culparnos.

CREANDO NUEVAS MANERAS
DE AUTO ANÁLISIS

A medida que más mujeres buscan su significado personal y relevancia en los Pasos, estamos creando nuevas maneras de entender y emplear el inventario moral del Cuarto Paso. Estos nuevos acercamientos responden a nuestra tendencia a criticarnos demasiado a nosotras mismas, tanto como a nuestros miedos de los juicios valorativos, los cuales pueden impedir que tengamos una exploración completa y profunda de nuestra interioridad.

Julia ha tomado un enfoque diferente para hacer su inventario moral. En vez de pensar en los *defectos,* le sirve más pensar en las *defensas.* Evita la palabra *defectos* porque le recuerda un carro defectuoso que van a retirar. Dice ella: "Es bien sabido que a las mujeres se les habla constantemente de sus defectos de carácter.

¡En esta sociedad a menudo nos consideran defectuosas sólo por el hecho de haber nacido mujeres!"

Con demasiada frecuencia nosotras interiorizamos estos mensajes de insuficiencia que nos dicen que nuestros defectos son inherentes y los creemos. Pero los Doce Pasos nos pueden ayudar a desprendernos de estas creencias falsas.

Cuando llegó a AA, Julia se protegía mucho y estaba a la defensiva. No quería permitir que nadie se acercara lo suficiente para ver cómo se sentía por dentro. Había desarrollado sus defensas durante toda una vida, empezando en su niñez cuando se murió su madre. Julia aprendió a esconder sus verdaderas emociones porque su familia la ignoraba o la ponía en ridículo cuando expresaba sus emociones. Entonces en lugar de expresar sus emociones, aprendió a atraer atención positiva siendo inteligente, articulada e independiente. Cuando Julia era niña, su independencia la ayudaba a sobrevivir y la protegía del rechazo. Pero como adulta se volvió prisionera de su propia independencia y se sentía aislada.

El inventario moral de Julia la ayudó a ver cómo mantenía la distancia con otras personas con su encanto y a la vez con su indiferencia. Atrae a los demás con su inteligencia y su franqueza, pero los mantiene a la distancia cuando se acercan demasiado. Aunque nunca ha escrito un inventario moral durante los veinte años que lleva de sobriedad, ha hablado de este patrón con otras mujeres en el programa y ha aprendido que crea esta distancia porque teme el rechazo y el abandono. El entender esto la ha ayudado a abrirse más y a ser más vulnerable.

Debemos tener compasión con nosotras mismas cuando escribimos nuestro inventario moral, pero también tenemos que estar dispuestas a admitir cómo éramos y lo que hemos hecho. ¿Cuáles son nuestras tendencias destructivas? ¿Qué es lo que nos impide tener relaciones sanas con otras personas? ¿Cuáles son las cosas que hacemos una y otra vez que preferiríamos no hacer? ¿Cómo hemos tratado a las otras personas? ¿Cómo nos hemos tratado a nosotras mismas?

La clave es mantener una perspectiva equilibrada: tomar responsabilidad sin culparnos. Al principio puede ser espantoso pensar en tantas cosas que hemos hecho mientras estábamos bebiendo o usando drogas. Asumir responsabilidad quizás se parezca a una confesión forzada de culpabilidad. Pero podemos aprender a *reconocer* nuestras acciones pasadas sin *juzgarlas,* y a describir de una manera realista lo que ha sido nuestra vida y cómo nos hemos comportado. Al describir nuestras acciones pasadas sin juzgarlas, podemos empezar a ser honestas con nosotras mismas e ir curando la vergüenza que sentimos.

A veces logramos ser honestas con nosotras mismas de una manera indirecta, como lo hizo Katy. Katy tenía una madrina maravillosa y muy sabia, quien inventó una manera creativa para facilitar su transición al Cuarto Paso. En vez de pedirle a Katy que hiciera un inventario moral tradicional, apuntando sus defectos, su madrina reconoció que Katy tenía miedo y que estaba enojada en lo que se refería a su programa de recuperación; entonces la llevó por otro rumbo.

Desde el primer día que entró a OA (Comedores Compulsivos), Katy detestaba el programa y a la gente que conoció allí. Su madrina le sugirió que escribiera sobre la gente que le parecía tan ofensiva. Aunque Katy no entendía para qué le serviría esto, empezó a escribir con mucho entusiasmo sobre las personas horribles de su grupo de OA. Le Leyó a su madrina en voz alta su prolífica descripción. Su madrina le dijo que subrayara palabras como *criticón, falso, insistente* y *molesto.*

Luego le preguntó a Katy si alguna vez se había comportado como algunas de las personas a las que tanto odiaba. En otras palabras, ¿se aplicaban a ella también las palabras subrayadas? "Pues, claro que sí, a veces", respondió Katy. Pero yo soy mucho más sutil en mi conducta y ellos son tan exagerados". Con el tiempo Katy se dio cuenta de que las características que tanto odiaba en los demás eran realmente rasgos de personalidad que ella también poseía. Con esta percepción pudo identificar las características personales y los patrones de conducta que le causaban dificultad en su vida.

UNA PERSPECTIVA MÁS AMPLIA

Hasta el momento, usted tal vez tenga la impresión de que el único objetivo del Cuarto Paso es el de reconocer y examinar sus acciones y actitudes. Pero implica mucho más. Cuando hace el inventario moral, también tiene la oportunidad de comprender el *porqué* de su conducta.

A Natalie le faltaba esta comprensión cuando hizo su inventario. Escribió una lista exhaustiva de los errores que había hecho, ignorando las acciones incorrectas de los demás. Y al pasar por alto los errores de los demás, se le olvidó que *su propia conducta frecuentemente era una reacción a lo que pasaba en su medio ambiente.*

Como muchas otras mujeres, Natalie tenía tantas ganas de admitir sus "errores" que se le olvidó lo que había motivado sus reacciones emocionales: ¿por qué tenía miedo, celos y enojo? ¿Cómo la protegían estas emociones y para qué le servían? Sin este entendimiento más profundo, se sintió muy confundida cuando empezó a trabajar con sus "defectos de carácter" en los Pasos siguientes.

No podía progresar hasta que buscara la fuente interior de sus emociones iracundas y su conducta. Había pasado por alto el abandono y el incesto de su pasado porque era demasiado doloroso enfrentarlos. Más tarde en su recuperación pudo enfrentar la realidad de su vida.

Cuando nos enfocamos sólo en los defectos de carácter en nuestro inventario es probable que perdamos una perspectiva más amplia. Resulta que nos volvemos engañosas o vengativas o arrogantes o pasivas al responder a las circunstancias negativas de nuestro pasado. Estos rasgos emocionales no surgen de la nada. Las empleamos como defensas si percibimos amenazas, reales o no, a nuestro bienestar físico o emocional.

Muchas mujeres que están en recuperación vienen de un ambiente en el que no recibieron apoyo ni cuidado y han sufrido del abuso, sea evidente o a escondidas. La recuperación es el momento en que muchas mujeres empiezan a curarse de estas experiencias del abuso. Además de participar en su programa de los Doce Pasos, algunas mujeres buscan ayuda profesional fuera del grupo. Aun si no hemos sufrido de abuso, tal vez hemos sufrido cuando nuestra familia o amigos nos ignoraban, nos lastimaban inconscientemente o cuando no podían entendernos. Muchas de nosotras nos criamos sintiendo que no éramos valiosas como personas ni dignas del amor, que *no pertenecíamos en ningún lugar.*

Aunque tengamos familias estables, vivimos en una sociedad que valora menos a las mujeres que a los hombres. Como reacción a esto, puede ser que desarrollemos defensas para protegernos de los juicios valorativos y la crítica (sean explícitos o implícitos) de la gente.

Las defensas protectoras son exactamente el tipo de característica que descubrimos en el Cuarto Paso. Si al escribir nuestro inventario moral, nos damos cuenta de que hemos sido manipuladoras, tímidas, vanidosas o desafiantes, cabe preguntar: "¿Qué otras opciones tenía? ¿Realmente podía haber hecho otra cosa, dadas las circunstancias?"

Vemos de nuevo que hay que tener un equilibrio: tomar en cuenta las circunstancias sin dejar de asumir responsabilidad de nuestra vida. No es sano vernos solamente como víctimas. Por otra parte, el negar responsabilizarnos porque hemos sido traumatizadas puede impedir nuestra recuperación. Sin embargo, hay que reconocer que ciertos eventos han tenido efectos en nuestra vida.

Cuando vemos el contexto de nuestra vida y nuestra conducta, podemos ver que frecuentemente hacíamos lo mejor que podíamos dadas las circunstancias en las que nos encontrábamos. Y ahora que estamos sobrias y abstinentes, podemos escoger otras opciones. Aun si tenemos las cicatrices de un doloroso pasado, podemos responsabilizarnos más de nuestra vida hoy.

SIN MIEDO

¿Qué significa no tener miedo al escribir nuestro inventario moral? La realidad es que probablemente ninguna de nosotras hace un inventario sin miedo. Si esperáramos hasta que no tuviéramos miedo, ¡lo más probable es que no lo haríamos nunca! En lugar de esperar hasta que no tengamos miedo, *podemos decidir que el miedo no nos va a impedir.* Podemos seguir adelante, aunque nos sintamos agobiadas o avergonzadas. Hay que recordar que tener valor no significa no tener miedo; significa actuar a pesar del miedo que tenemos. Y podemos pedir ayuda para poder salir adelante.

Si usted siente miedo de tomar el Cuarto Paso, sin duda, no está sola. Tal vez no quiera recordar las cosas que ha hecho o que ha experimentado. Si se siente particularmente frágil, quizás no esté lista para hacer el Cuarto Paso hasta que haya tenido más tiempo en recuperación. O posiblemente tenga que hacerlo muy lentamente, poquito a poco. Puede tardar en empezar y en terminar.

Para la mayoría de las mujeres el Cuarto Paso es un proceso gradual. Aun las que nos lanzamos rápidamente a menudo nos atoramos o decidimos que es demasiado doloroso. Casi todas enfrentamos alguna dificultad. Dice Shannon: "A veces cuando escribía, de repente me decía, 'No quiero que eso sea cierto'. Era doloroso reconocer partes de mí misma que nunca había enfrentado". Cuando llegamos a este punto, necesitamos parar, bajar el ritmo, o simplemente dejar que fluyan las lágrimas, el enojo y las emociones que nos incomodan.

Éste también es el momento para derrotarnos ante un Poder Superior, el Yo Interior u otra fuente de dirección espiritual. Como a menudo se nos dice en los programas de Doce Pasos, los Pasos están ordenados tal cual por una razón. El Tercer Paso precede el Cuarto porque ayuda tener una relación con una guía espiritual antes de empezar nuestro inventario moral. Podemos dejar que esta guía nos diga cuándo estamos listas para hacer el inventario y con qué ritmo debemos proceder. Si podemos poner nuestra voluntad y nuestra vida al cuidado de un poder curativo, también podremos poner el Cuarto Paso en sus manos.

El tener una madrina o un padrino sensible o el apoyo de otras mujeres en el programa puede hacer que el Cuarto Paso sea menos amenazante. Gretchen tenía una madrina compasiva que le aconsejaba que explorara despacio y que hiciera su inventario prudentemente: Mi madrina me decía, 'Escucho que tienes mucha culpa.

No creo que estés lista'. Y ella tenía razón. Quería terminarlo de una vez porque me sentía tan culpable. Temía lo que pasaría si *no hacía* mi inventario moral. Era realmente mejor esperar y pasar por el terreno del miedo".

Si la idea de hacer el Cuarto Paso nos inquieta, nos ayuda recordar que no tenemos que hacerlo perfectamente. La mayoría de nosotras vamos a hacer muchos inventarios morales a lo largo de nuestra recuperación, así que lo que no salga en el primero, seguramente saldrá más adelante. En AA se dice: "Más nos será revelado". Pero como muchas de nosotras somos perfeccionistas, pensamos que hemos fracasado si no descubrimos todo al hacer nuestro primer inventario moral.

La verdad es que muchas de nosotras dejamos fuera información importante la primera vez que hacemos el inventario. Una mujer casada, mientras escribía su inventario, dejó de mencionar un pequeño detalle en su Cuarto Paso: estaba teniendo una aventura amorosa. Otra mujer bloqueó un recuerdo de cuando había abusado físicamente de su hija unos años antes. Ambas mujeres pudieron finalmente reconocer estas conductas, pero en sus primeros inventarios simplemente no estaban listas.

¿Cómo sabrá si usted está lista para enfrentar la verdad sobre sí misma? Confíe en su voz interior. Aprenderá lo que puede manejar y lo que no. También podrá reconocer cuando se está alejando de algo porque hacerlo así es más fácil.

Desde luego, querrá ceder a la tentación de omitir las cosas que le dan más vergüenza, de pasar por alto las verdades más difíciles. Posiblemente tenga que negar la verdad para poder sobrevivir; tal vez usted no sea suficientemente fuerte para dejar de vivir en la negación. Pero la verdad siempre la acompañará, como una piedrita en el zapato. Verá que negar o ignorar un asunto importante no hará que desaparezca, como por arte de magia.

Evitar la verdad puede ser como tener un diente con absceso y no querer ir al dentista. Durante mucho tiempo quizás no se dé cuenta de la gravedad del problema, o tal vez concluya que el dolor de la infección es más soportable que ir al dentista. Pero finalmente el dolor se hace demasiado intenso. La ironía es que probablemente va a sentir un gran alivio cuando por fin le saquen el diente y lamentará el no habérselo sacado mucho antes.

Al trabajar en su inventario moral, hágase la siguiente pregunta: "¿Qué es lo que estoy cargando que debo soltar? ¿A qué dolor innecesario me estoy aferrando? ¿Qué es lo que no quiero saber de mí misma?" Mientras más dispuesta esté de examinar las verdades más dolorosas, más pronto tendrá la oportunidad de conocerse y de aceptarse.

LOS RETOS COMUNES DE LAS MUJERES

Todos los que están en recuperación, tanto hombres como mujeres, tendrán cosas similares en sus inventarios. A todos nosotros nos atormentan la impulsividad y el resentimiento. Todos tenemos miedos subyacentes que tratamos de evitar bebiendo o tomando drogas (o siendo adictos al sexo, la comida, el dinero o las relaciones malsanas).

Hay también retos comunes que comparten las mujeres. Y algunos de estos patrones emocionales parecen provenir de nuestro deseo de tener relaciones con otras personas. A veces hacemos demasiado esfuerzo para relacionarnos con otras personas. Tal vez acabamos frustradas y resulta que por eso crear relaciones es aun más difícil. A lo mejor usted repite una y otra vez estos patrones.

EL PERFECCIONISMO

Muchas mujeres se ven obligadas a hacer todo perfectamente. Cuando nos enfrascamos en el perfeccionismo, generalmente toca todos los aspectos de nuestra vida. Creemos que tenemos que ser atractivas todo el tiempo, que nunca debemos cometer errores y que tenemos que saber exactamente qué decir y hacer en todas las situaciones.

¡Una clara señal del perfeccionismo es si usted cree que su inventario moral del Cuarto Paso tiene que ser perfecto! Si las cosas no salen perfectas, se siente ansiosa e insuficiente.

Somos tan duras con nosotras mismas porque tememos que los demás nos rechacen o nos lastimen si no somos perfectas. Nos es difícil creer que, siendo seres humanos falibles, merecemos la aceptación y el amor de los demás. La ironía es que cuando nos esforzamos tanto para ser perfectas, es posible que alejemos más a la gente que tanto queremos impresionar.

BUSCANDO LA APROBACIÓN DE LOS DEMÁS

Las mujeres reciben una profunda satisfacción de las relaciones. ¿Pero hasta qué punto llegaría usted para mantener una relación? Como muchas otras mujeres, quizás usted se empeñe tanto en complacer a la otra persona que se olvida de sus propios deseos y necesidades.

En la compañía de algunos de sus amigos, Norma le quitaba importancia al hecho de que tenía un título universitario porque se burlaban de ella, diciendo que era arrogante cuando lo mencionaba. Reaccionó como muchas mujeres que tienen algo de lo cual deben estar orgullosas: ocultó sus logros y sus talentos para proteger el ego de la gente a su alrededor. Por mucho tiempo Norma intentó moldearse para que sus amigos la pudieran aceptar, pero en su inventario moral vio que había pagado un precio muy alto a cambio de complacer a los demás. Con el tiempo buscó nuevos amigos que la aceptaran con su título universitario, tal como era.

A menudo negamos nuestros talentos y aspiraciones para poder mantener una relación con otra persona, ignorando nuestros sueños y fingiendo que no tenemos opiniones ni sentimientos. Lo que nos motiva es el deseo de mantener una relación que funciona bien pero en el fondo nos sentimos como si nos hubiéramos abandonado a nosotras mismas. Nos sentimos solas aun cuando estamos en la compañía de los seres queridos porque no podemos ser quienes realmente somos.

NEGANDO EL ABUSO

Cuando alguien se comporta de una manera abusiva con nosotras, puede ser que nos sintamos más seguras ignorando esa conducta. Pero, ¿cómo nos sentimos cuando negamos lo que realmente está pasando?

El jefe de Katy se adjudicó el mérito por el trabajo que había hecho ella. Cuando ella se quejó, le recordó que él era quien tenía la autoridad y que probablemente volvería a beber y a comer si se dejaba molestar por pequeños detalles. Sintiéndose lastimada por estos insultos, Katy intentó convencerse de que era demasiado sensible y egoísta. Trató de determinar cuál de sus propios defectos de carácter era la causa del problema. A medida que progresaba con su inventario moral, vio que su verdadero error era disculpar a su jefe y culparse a sí misma. Finalmente se defendió de él. El resultado fue doloroso pero benéfico a la vez: su jefe la despidió. Al principio le resultó difícil pero al final de cuentas resultó beneficioso porque consiguió un puesto mejor.

Debido a las posibles consecuencias, el confrontar a un abusador no es siempre la mejor opción. Pero eso no significa que sea bueno negar el abuso. Podemos lastimarnos más si nos decimos que el abuso realmente no tiene importancia o que tenemos la culpa. La clave es reconocer el comportamiento abusivo tal como es. Luego podemos decidir si queremos ir un paso más allá y defendernos.

LA PASIVIDAD

Lois descubrió que el patrón de conducta que era más destructivo para ella era su tendencia de observar pasivamente su vida. Dejaba que otra gente tomara sus decisiones. Sus relaciones eran superficiales y no parecía importarle que siguieran o que terminaran.

Tenía miedo de formar lazos emocionales con la gente o con las cosas. Por eso, nunca se dejaba involucrar muy profundamente con otras personas. No podía tomar decisiones en su vida, tomando las riendas, porque tenía miedo de cometer errores o de quedar decepcionada.

Muchas de nosotras nos cerramos así, retirándonos por el miedo, en lugar de participar activamente en nuestra vida. Así nos sentimos más seguras y es más fácil convencernos a nosotras mismas que no nos importan las cosas, pero no nos da mucha satisfacción. En la recuperación, tal vez empecemos a darnos cuenta de lo mucho que hemos perdido al vivir tan pasivamente.

LA CULPA

Para las mujeres que beben o que usan drogas, la culpa quizás sea la emoción más conocida de todas. Como la mayoría de nosotras, temprano en mi recuperación, estaba convencida de que yo tenía la culpa de la mayoría de las cosas que no habían ido bien en mi vida: debía haber sabido tal cosa, debía haberme controlado, debía haber hecho algo para que todo saliera bien. Me veía como una persona inadecuada y me sentía horrible conmigo misma.

Aun las que habitualmente culpamos a los demás probablemente compartimos el mismo sentimiento de culpa en el fondo. Cuando sentimos culpa por algo, podemos estar más que listas para culpar a otra persona para evitar sentir la culpa tan horrible que nos come por dentro.

Posiblemente tiene menos razón de sentirse culpable de lo que piensa. ¿Realmente podía haber actuado de otra forma bajo las circunstancias que tenía en aquel entonces?

¿Realmente tenía otras opciones? Ver la culpa tal cual, poniéndola en perspectiva, no es fácil. Pero permitir que siga agobiándola es destructivo. Si sigue culpándose constantemente, se estará castigando innecesariamente.

Estos retos nos revelan mucho sobre nuestra vida, especialmente si buscamos más profundamente. Hay un significado escondido que me ayuda mucho en mi propia recuperación: mucha de la angustia que sentimos proviene de las cosas que no hemos hecho. Como mujeres, con frecuencia no hemos dicho la verdad sobre cómo nos sentimos o lo que pensamos. No nos hemos defendido ni hemos sido honestas acerca de nuestros sentimientos. Hemos accedido a lo que quieren los demás sin preguntarnos si es realmente lo que queremos. Cuando no podemos permanecer en contacto con nosotras mismas, creamos ansiedad y angustia.

ENCONTRANDO EQUILIBRIO

Es importante recordar que el Cuarto Paso se trata del equilibrio. Su inventario moral no es un interrogatorio en el que usted jura decir la verdad y sólo la verdad. Es importante decir la verdad tanto como sea posible, pero también darse el beneficio de la duda. Piense lo mejor de usted misma. Piense en su inventario moral como una manera de ver dónde su vida está en desequilibrio: ¿cómo sus "defectos" o "defensas" la desconciertan? Así podrá tomar los pasos necesarios para corregirlo.

Con la intención de encontrar el equilibrio, necesitamos reconocer nuestros atributos positivos al hacer nuestro inventario. Tenemos que hacer una lista de nuestros talentos tanto como nuestras limitaciones, preguntándonos: ¿Qué es lo que yo hago mejor que nada? ¿Cuáles son mis logros? ¿Cuándo he hecho lo correcto? ¿Qué es lo que me gusta de mí misma?

El identificar nuestros talentos puede ser mucho más difícil de lo que parece ser. Para muchas de nosotras es bien difícil reconocer nuestros talentos. Posiblemente pensemos que estamos presumiéndo o exagerando al escribirlos.

Aunque se sienta incómoda, escríbalos de todas maneras. Aprenderá algo importante sobre sí misma en el proceso de hacerlo. ¿Qué indica sobre usted el hecho de que no puede aceptar sus mejores características? Es muy poderoso reconocer y apropiarse de sus virtudes.

También es sorprendente el hecho de que muchas de nosotras encontramos (inesperadamente) talentos escondidos en nuestras "limitaciones". Una mujer lidió durante años con su "mal genio" y luego se dio cuenta de que podía encauzar la energía de su fuerte enojo hacia cosas importantes. Por ejemplo, enfrentó la administración escolar cuando ésta quiso quitarle importancia a la conducta sexual inapropiada de uno de los maestros. Otra mujer pudo apreciar con el tiempo cómo su valor la ayudaba a evitar relaciones y decisiones malsanas. Pero primero tuvo que aceptar su miedo como guía, no como la motivación principal de su vida. Como estas dos mujeres, cada una de nosotras posiblemente descubra que las cosas que más queremos descartar quizás sean las que más valor tienen.

Si usted tiene en cuenta la idea de auto aceptación, hará su Cuarto Paso con más facilidad. Hay que recordar que usted se está conociendo, encontrando el equilibrio entre sus fuerzas y sus limitaciones. Tome su tiempo, sea compasiva consigo misma, no se fuerce para hacer todo perfectamente. Sobre todo, no se preocupe de que si era una persona "moral" o no. Deje que el proceso siga su curso y permita que su guía espiritual le enseñe el camino. Usted está a punto de aprender algunas cosas muy importantes sobre sí misma, a punto de ver la realidad con ojos diferentes.

El hacer un inventario moral puede aumentar nuestra consciencia, nuestra capacidad de ser honestas con nosotras mismas y de respetarnos. Y cuando lleguemos al siguiente Paso, tendremos una auto aceptación más profunda, no importa dónde hayamos estado ni lo que hayamos hecho.

Quinto Paso

Admitimos ante Dios, ante nosotras mismas y ante otro
ser humano la naturaleza exacta de nuestras fallas.

Al PRINCIPIO QUIZÁS USTED SE SIENTA DESCONFIADA con respecto al Quinto Paso. Tal vez se sienta consumida por el miedo y esté convencida de que será humillada y rechazada si la gente sabe lo que usted ha hecho en el pasado. En el Cuarto Paso fue difícil volver la mirada hacia adentro. Y ahora el compartir nuestro inventario moral con otra persona, como lo pide el Quinto Paso, puede parecer imposible.

Cuando me llegó el momento de hacer el Quinto Paso, me preocupé mucho: ¿Qué pensará de mí esta persona? ¿Seguirá apreciándome y queriendo ser mi madrina? Pero luché con mi miedo y seguí adelante con el Quinto Paso, confiando en los consejos de las mujeres que llevaban más tiempo en sobriedad que yo.

Me llevé una gran sorpresa cuando, al hacer mi Quinto Paso, sentí un tremendo alivio. Mi madrina me había aceptado tal como era, con mis secretos y todo lo demás. No me juzgó. Me escuchó y comprendió. Para mí, éste fue un paso gigantesco hacia un sentimiento de pertenecer y lejos del aislamiento. Al recibir la aceptación de otra mujer sin que ella me criticara, empecé a aceptarme a mí misma y a desprenderme de la culpa y el remordimiento que por tanto tiempo cargué.

Innumerables mujeres han tenido experiencias similares con el Quinto Paso. Nuestra vergüenza empieza a desaparecer cuando vemos que alguien nos apoyará *no importa lo que hayamos hecho.*

"OTRO SER HUMANO"

Le decimos la verdad a otra persona en el Quinto Paso, después de haberla admitido nosotras mismas en el Cuarto Paso. Podemos leer nuestro inventario moral en voz alta de principio a fin a esta persona o podemos resumir lo que aprendimos al hacer nuestro inventario. Si todo esto le parece demasiado estructurado o formal, simplemente puede hablar de su vida con una persona que sepa escuchar bien.

Tenga cuidado de escoger a alguien que comprenda lo que usted está tratando de hacer y quien vaya a respetar su privacidad y su anonimato. Escoja a alguien que pueda acompañarla con sus lágrimas, su dolor, su miedo, quizás hasta la risa, mientras usted describe su vida y cómo se siente acerca de ella. La disposición de acompañarla y la receptividad de la persona que la escucha son lo más importante. La curación se efectúa mediante el acto de hablar y el que la escuchen.

Puede ser que usted escoja partes de su historia para compartirlas con diferentes personas. Tal vez comparta parte de su inventario con una madrina y otras partes con un terapeuta, ministro o amigo. Lo importante es compartirla toda, sin dejar nada afuera, y escoger a gente que no vaya a sentirse herida por lo que usted dice. ¡Su ex esposo o ex amante, por ejemplo, probablemente no sea la mejor persona para escuchar su Quinto Paso!

La ventaja de hacer un Quinto Paso con otra mujer que está en recuperación es que ella también tendrá su propia historia que contar. Quizás parezca una razón extraña; al fin y al cabo, éste es el momento que nos toca a nosotras hablar. Sin embargo, pasa algo interesante cuando otra mujer nos dice que ella también ha tenido experiencias similares: nos enteramos, de una manera muy personal, de que no estamos solas en nuestro dolor ni en nuestros errores y que no somos las únicas mujeres que hemos estado en estas circunstancias.

Cuando otra mujer que está en recuperación escucha nuestro Quinto Paso, quizás descubramos que ella estaba tan deprimida, deshonesta o abusiva con sus hijos como nosotras, tal vez aun más. Nos da una perspectiva más amplia que otra mujer nos diga que ha hecho cosas semejantes. Y nos puede dar esperanza cuando vemos cómo ha podido cambiar su vida.

Mary Lynn se sentía obligada a leerles su inventario moral a varias personas. Quería limpiarse de él, deshacerse de él de una vez. Pensó que la mejor manera de hacerlo era leérselo a tantas personas como fuera posible. Pero guardó una parte de su inventario para una persona en particular. No se sentía cómoda compartiendo su historia sexual con todos, así que se la leyó sólo a Tanya. Tanya, que llevaba muchos años de sobriedad, tenía un aire de sabiduría tranquila. Mary Lynn sabía que Tanya había trabajado mucho la vergüenza que tenía sobre su pasado sexual.

Con Tanya, Mary Lynn pudo contar las experiencias de las que estaba más avergonzada: ligando con hombres en bares, teniendo relaciones sexuales delante de sus hijos y seduciendo al mejor amigo de su esposo. La suya era una historia larga y difícil.

Tanya escuchó atentamente la historia de Mary Lynn, compartiendo de vez en cuando sus propias experiencias. Describió cómo había usado su cuerpo para mantener su acceso a las drogas y el alcohol. Se había acostado con innumerables hombres, accediendo a lo que ellos quisieran, incluyendo la violencia. En recuperación, se dio cuenta de que podía vivir una vida en la cual el alcohol y las drogas no tenían lugar y que podía rehusar tener el tipo de relaciones sexuales que no quería tener.

Aunque los detalles de la historia de Tanya eran diferentes, su experiencia le indicó a Mary Lynn que ella había andado por el mismo camino. Esta conexión emocional ayudó a aliviarle a Mary Lynn su vergüenza y su culpa. El saber que una mujer tan segura de sí misma, como Tanya, en algún momento se había comportado de la misma manera desesperada, le ayudó a Mary Lynn a tener compasión para sí misma. Y fue una descubrimiento importante para ella que una mujer tuviera el poder de decir que no. Como resultado de su Quinto Paso, Mary Lynn adquirió una nueva perspectiva con respecto a sus conductas pasadas y unas nuevas opciones para conductas diferentes en el futuro.

No todos los Quintos Pasos se caracterizan por este compartir mutuo. De hecho, la persona que la escucha quizás le revele muy poco de su propia historia personal. Cuando hice mi propio Quinto Paso, mi madrina me escuchó con paciencia e hizo comentarios que me apoyaban mucho pero no me contó mucho de sus propias experiencias. Sin embargo, sentí su apoyo en todo momento.

SENTIMIENTOS DE APRENSIÓN, INDIGNIDAD O HUMILLACIÓN

Aun si el Quinto Paso parecer ser buena idea, tal vez no nos sintamos seguras revelando tantas cosas íntimas a otra persona. Arriesgamos mucho cuando abrimos el corazón a alguien más. Muchas de nosotras tenemos mucha duda y aprensión al acercarnos a este Paso.

Irónicamente, la mayoría de las mujeres se sienten cómodas compartiendo su historia personal. Llamamos a nuestras mejores amigas para discutir nuestros problemas o les contamos a nuestros terapeutas sobre nuestras relaciones y los retos diarios. Pero el Quinto Paso es diferente. Con el Quinto Paso profundizamos más, a menudo mucho más que antes, para descubrir y recordar.

Es posible que ni nuestras amigas más íntimas ni nuestras terapeutas sepan nuestros secretos más íntimos. Para mantener las relaciones quizás sentíamos la necesidad de ocultar ciertos hechos y sentimientos. Muchas de nosotras hemos ocultado estos "secretos", hasta de nosotras mismas y sólo los hemos descubierto al escribir un inventario moral.

Para las mujeres que se criaron en familias donde había secretos ocultos, decir la verdad puede ser aterrador. Frecuentemente sentimos un pánico infantil cuando estamos a punto de "decirlo todo". Estamos seguras de que algo terrible va a pasar pero no sabemos qué. A veces cuando intentamos describir experiencias de abuso en nuestro Quinto Paso, nos ponemos tan ansiosas que no podemos hablar.

Si el decir la verdad le provoca este tipo de terror, trate de recordar que ya no está en peligro. Usted puede decir lo que sea en el Quinto Paso y permanecer segura. Cuando enfrenta su miedo, crea la posibilidad de experimentar alivio y compasión.

Tal vez sea renuente a hacer el Quinto Paso porque no cree que se merezca este tipo de atención de otra persona. Las mujeres a veces se sienten egoístas si piden algo para ellas mismas. Pero para continuar en su recuperación, tiene que pedir que otras la escuchen, que le dediquen tiempo y atención y que oigan su historia.

Mostramos amor propio y respeto hacia nosotras mismas cuando pedimos que otras escuchen nuestro Quinto Paso. Comprobamos que somos importantes cuando creemos que merecemos el tiempo y la atención de los demás. Aun si realmente no creemos que somos dignas, podemos fingir; podemos pedirle a alguien que escuche nuestro Quinto Paso de todas maneras.

La literatura tradicional de AA nos dice que este Paso nos disminuye el ego.[1] Se supone que es humillante ir a hablar con otra persona de nuestra vida personal. Esto quizás sea más cierto para los hombres, quienes generalmente están incómodos hablando de los detalles de su vida. Pero la mayoría de las mujeres han pasado toda la vida compartiendo historias personales. Cualquier humillación que sintamos probablemente contiene miedo también. Aunque estamos acostumbradas a compartir, tal vez no estamos cómodas pidiendo que alguien se siente a escuchar la historia de nuestra vida. Quizás pensemos que no lo merecemos. Paradójicamente, para las mujeres el Quinto Paso puede ser *una fuente de poder personal*. Reconoce nuestro valor y nos recuerda que merecemos que nos escuchan.

TOMANDO LAS "FALLAS" DEMASIADO EN SERIO

El Quinto Paso nos pide que reconozcamos "la naturaleza exacta de nuestras fallas". Si tomamos esto demasiado literalmente, quizás entendamos que debemos enfocar nuestras fallas y errores. Con esta perspectiva, no es de sorprender que esperemos ser juzgadas o rechazadas en el Quinto Paso.

Pero el Quinto Paso se trata más bien de la disposición y el compromiso de examinar nuestra interioridad más profundamente. El usar palabras como *"fallas"* o *"defectos"* quizás no nos ayude a ver nuestro pasado ni entender nuestra vida actual. Es posible que oigamos o leamos esas palabras y sin querer nos sintamos culpables o nos critiquemos. Y de ninguna manera nos hace falta más crítica. Como dice una amiga mía, "Nos hemos hartado de oír que el haber nacido mujer está mal".

En lugar de pensar en términos de lo correcto y lo incorrecto, podemos discernir nuestros talentos y limitaciones sin juzgarnos ni culparnos. El Quinto Paso nos da la oportunidad de describir nuestra conducta y nuestra experiencia de una manera realista. Esto no quiere decir que leamos nuestro inventario moral sin emoción, como si fuera la lista de compras para el supermercado. De hecho, bien puede ser que lloremos o nos enojemos mucho durante el proceso. Cuando yo hice mi Quinto Paso, había muchas lágrimas y enojo, tanto como risa curativa e inesperada. Mi madrina era muy buena para señalarme el humor tan absurdo de algunas de mis experiencias más devastadoras.

El punto es que no necesita quitarle importancia a las partes más difíciles ni exagerarlas tampoco. Usted está simplemente compartiendo su pasado para que no tenga que andar cargándolo a solas y en secreto. Tiene la oportunidad de desahogarse del pasado y desprenderse de él. Ahora puede romper el silencio y el aislamiento y arriesgarse para que otra persona la conozca. Pero no "se condene" *usted misma*.

Francesca, una estudiante de cuarto año de preparatoria, piensa en el Quinto Paso como ser honesta con otra persona. Para ella, es la honestidad emocional, el poder admitir cómo se siente de verdad. Ha hecho el Quinto Paso formalmente, sentándose con su madrina para compartir su inventario moral. Al haberlo hecho, ahora sabe tener conversaciones profundas con los demás y las considera mini Quintos Pasos espontáneos.

Un día después de una junta de AA, Jill, una amiga de Francesca, observó que Francesca había sido grosera con otra joven que conocían. Dijo Jill: "Realmente te cae mal, ¿verdad?" Hasta ese momento, Francesca no se había dado cuenta de que tenía sentimientos tan fuertes al respecto. De hecho, resentía la forma en que la otra joven era el centro de la atención en las reuniones.

Al principio Francesca estaba avergonzada de que su amiga pudiera ver sus emociones tan claramente. Pero luego al darse cuenta de que Jill sólo estaba haciendo una observación y que no estaba criticándola, Francesca pudo hablar de por qué la conducta de esta mujer le molestaba. En lugar de etiquetarse como "mala", Francesca aprovechó la oportunidad para aprender algo de sí misma, con la ayuda de una amiga perceptiva.

Admitir nuestras "fallas" nos ayuda a descubrir la realidad del pasado y del presente para que podamos cambiar. El Quinto Paso tiene que ver más con la verdad y el aprendizaje que con las "fallas". Si la idea de las "fallas" interfiere con esta oportunidad de aprender sobre nosotras mismas, podemos considerar las preguntas siguientes antes de contar nuestra historia a otra persona:

- ¿Qué aspectos de mi vida están fuera de equilibrio?
- ¿En qué aspectos no he alcanzado mi potencial?
- ¿De qué maneras he negado mis verdaderos sentimientos o no los he tomado en cuenta?
- ¿Cuáles son los patrones que preferiría no repetir en el futuro?
- ¿De qué soy responsable y de qué no soy responsable?
- ¿Dónde es que acepto demasiado la culpa?

Como lo hizo en el Cuarto Paso, aquí también puede darse permiso de hablar de sus éxitos. Puede encontrar que lo más difícil es reconocer sus cualidades delante de otra persona. ¿Qué siente al hablar con alguien acerca de sus puntos fuertes? Usted se merece saberlo. Al incluir nuestros logros, revelamos la naturaleza exacta de nuestro *ser* no sólo la "naturaleza exacta de nuestras fallas".

EL IDEAL SEXUAL

Aun si empezamos a ver nuestras "fallas" de otra forma, puede ser que todavía pensemos que hay algo malo en nosotras en lo que respecta al sexo. Y sea correcto o incorrecto, el sexo tiene un lugar en el Quinto Paso. Todos somos seres sexuales, y no podemos contar nuestra historia personal sin hablar, por poco que sea, de nuestra sexualidad. Pero quizás nos sintamos tan incómodas hablando de ella de una manera sincera que apenas sabemos dónde empezar.

El Libro Grande de AA recomienda que dediquemos una gran parte del inventario de nuestro Cuarto Paso a nuestra vida sexual,[2] enfocándonos en la manera en que hayamos dañado a otras personas con nuestras actividades sexuales. Pero si seguimos esta sugerencia, sólo revela parte de la historia. Sin duda hemos lastimado a otras personas y a nosotras mismas con nuestra conducta sexual, teniendo aventuras amorosas, negando tener sexo para castigar o controlar a otra persona o al comportarnos de una manera seductiva para conseguir que la gente haga lo que queremos. ¡Pero muchas de nosotras sentimos vergüenza de nuestra vida sexual simplemente por el hecho de tenerla!

Desafortunadamente, en nuestra sociedad las normas de conducta sexuales para la mujer son diferentes a las del hombre. Como resultado, tenemos mucha culpa respecto a nuestra sexualidad. Aunque actualmente es más aceptable que las mujeres muestren más abiertamente su interés en la sexualidad que en el pasado, todavía recibimos muchos mensajes contradictorios. Debemos ser sexy, pero no demasiado exigentes. Debemos ser seguras de nosotras mismas pero sólo en el momento correcto. Debemos ser sexualmente sofisticadas pero no debemos tener demasiada experiencia.

La mayoría de nosotras nos confundimos y nos ponemos ansiosas tratando de entender estas "reglas". Creemos que hay un ideal sexual que tenemos que alcanzar, pero ¿cómo lo vamos a hacer correctamente? El ideal parece satisfacer la fantasía de otra persona. Y si cumplimos quizás nos quieran.

En realidad un ideal sexual sí existe pero no lo encontrará en la fantasía de otra persona. El ideal está dentro de usted. Yo encontré que la única manera de sentirme bien con mi sexualidad era volver la vista hacia el interior y explorar lo que era lo correcto para mí. Hablar de mis experiencias sexuales en el Quinto Paso me ayudó a entender este ideal para mí misma.

El Quinto Paso puede ser un lugar seguro para hablar de asuntos sexuales. Al hablar del sexo, usted quizás descubra lo lejos que está de su ideal interior.

A veces estamos tan deseosas de complacer sexualmente a otras personas que perdemos de vista lo que nos complace a nosotras. Puede ser que hayamos tenido relaciones sexuales con gente que ni nos gustaba ni nos atraía simplemente porque nos sentíamos obligadas a hacerlo. Quizás nos sentíamos atraídas a otras mujeres y luchábamos con el cómo y el cuándo expresar nuestros sentimientos. A casi todas nos ha preocupado si éramos deseables sexualmente, odiando nuestro cuerpo porque somos demasiado gordas, demasiado delgadas, demasiado arrugadas, flácidas, feas, y la lista continúa sin parar. Posiblemente hemos vendido nuestro cuerpo (literalmente) o quizás nos hayamos puesto en situaciones peligrosas o degradantes para poder conseguir nuestra droga predilecta. Éstos son sólo unos cuantos ejemplos de las confusiones y temas sexuales que pueden surgir en nuestro Quinto Paso.

Constance esperó hasta que cumplió doce años de sobriedad para hacer sus Cuarto y Quinto Pasos porque no podía soportar el pensar en su pasado sexual. Se crió en los años 50, cuando había "buenas chicas", que no tenían sexo, y "malas chicas", que sí lo tenían. Constance tuvo relaciones sexuales con muchos hombres y mujeres cuando estaba borracha. Tenía tanta vergüenza que quería guardar esta parte de su vida como secreto para siempre.

Hay un dicho en AA que es: creíamos que nos llevaríamos nuestros secretos a la tumba y en realidad nuestros secretos nos estaban llevando a la tumba. Como muchas de nosotras, Constance descubrió que cuando trataba de ignorar la verdad, se sentía fatal. Durante años se sentía atormentada por las memorias de su pasado secreto. Por fin, se dio cuenta de que hacer los Cuarto y Quinto Pasos la ayudaría a desprenderse del pasado y a sentirse más cómoda consigo misma. Concluyó que lo más probable era que no se fuera a sentir peor de lo que se sintió durante los doce años de sobriedad, cuando cargaba tanto dolor.

Al contar su historia, Constance descubrió algo inesperado sobre ella misma. Se dio cuenta de que no le importaba tanto el que hubiera roto las reglas sociales sobre la conducta sexual para las mujeres. Más bien se sintió triste y deprimida porque había traicionado a su propia voz interior, sus propios valores más profundos.

Lloró al recordar lo mal que se había tratado a sí misma cuando estaba bebiendo. Vio lo poco que se respetaba y estaba consciente de las maneras en que se había lastimado a sí misma.

En su Quinto Paso Constance también se desprendió de la vergüenza que sentía por sus aventuras amorosas con lesbianas. Hablando de sus emociones y sus experiencias, se dio cuenta de que había sentido vergüenza porque la sociedad le decía que las mujeres no debían ser sexuales con otras mujeres. Pero cuando se dio cuenta de que no estaba de acuerdo, pudo desprenderse de la vergüenza que sentía. Descubrió la importancia de sus propios valores.

LAS MADRES Y LA CULPA

Muchas mujeres enfrentan otro reto en el Quinto Paso: el de ser madre. Como innumerables otras mujeres que están en recuperación, estaba avergonzada de cómo había criado a mis hijos. Esto fue sin duda lo más difícil de mi Quinto Paso. ¿Cómo podría decirle a alguien más las formas en que había lastimado a mis hijos?

Muchas de nosotras luchamos con "la culpa de ser madre". Sea que hayamos sido violentas, negligentes o emocionalmente distantes con nuestros hijos, es posible que creamos que no merecemos perdón. Todas nosotras sentimos la presión de ser la madre perfecta, pero ninguna lo es.

Hay una lista infinita de cosas de las que podemos sentirnos culpables como madres. Frecuentemente hemos sido sobre protectoras, temiendo tanto que algo les pase a nuestros hijos que apenas podemos quitarles el ojo de encima. O posiblemente nos hemos aferrado a nuestros hijos para evitar sentirnos solas. De cualquier forma, los agobiamos con la expectativa de que ellos satisfagan nuestras necesidades emocionales. No pueden vivir sus propias vidas si siempre estamos acosándolos con nuestra ansiedad o si nunca nos desprendemos de ellos.

Al otro extremo quizás hayamos sido indiferentes con nuestros hijos. Tal vez hayamos estado tan obsesionadas con beber o usar drogas (o con comprar, comer o tener relaciones sexuales) que ignoramos sus necesidades básicas. Muchas de nosotras estamos tan entumecidas emocionalmente que no nos damos cuenta de que nuestros hijos posiblemente estén en peligro. Puede ser que los dejemos solos en casa cuando en realidad están demasiado jóvenes para cuidarse solos. Posiblemente ignoremos señales del abuso sexual. Quizás no nos fijemos en que están aislados porque están avergonzados de invitar a sus amigos a la casa. Cuando no podemos cuidarnos a nosotras mismas, es imposible estar enteradas de lo que realmente está pasando en las vidas de nuestros hijos.

Yo era una desconocida para mis hijos porque estaba perdida en una niebla alcohólica. Cuando alcancé la sobriedad, fue doloroso ver la distancia que existía entre nosotros. No había estado disponible para ellos y apenas los conocía. Tuve que volver a empezar para construir una relación con mis hijos.

Por algún milagro, mi negligencia no causó ningún daño físico muy grave a mis hijos. Pero algunas de nosotras no tenemos la misma suerte. Posiblemente dejemos drogas al alcance de los niñitos. Quizás perdamos el sentido en el sofá con un cigarrillo encendido en la mano. Quizás manejemos borrachas con los hijos en el carro. Atontadas por la bebida o enojadas y con la resaca, tal vez les pegamos o abusamos de ellos verbalmente. Nuestras imprudencias y escándalos pueden causar tragedias irreversibles. A veces nuestros hijos sufren daño físico o se mueren en tales circunstancias.

Sea cual sea nuestra historia, hay que recordar lo siguiente: Aprendemos a ser padres siguiendo el ejemplo de nuestros padres. A menudo nuestros padres fueron lastimados de niños y se criaron con una capacidad limitada para cuidarnos como es debido. Sin haber tenido buenos modelos no podíamos aprender a ser madres nosotras. Ahora tenemos que aprender solas a ser madres.

La culpa de la madre es una carga pesada. Y puede ser que no se le quite como por arte de magia después de hacer su Quinto Paso. Es posible que usted siempre tenga remordimientos, y tal vez sea como debe ser. Pero no tiene que pensar que usted no merezca perdón. Compartiendo su dolor y sintiéndose arrepentida, puede dar un paso enorme hace la curación. Puede ser aceptada, no importa lo que haya hecho. Mientras más dolorosa sea su historia, más necesidad tendrá de compartirla con alguien que pueda escucharla con compasión en el Quinto Paso. Este fue uno de los aspectos más curativos para mí del Quinto Paso, y lo puede ser también para usted.

ADMITIMOS ANTE DIOS

Gran parte del poder del Quinto Paso consiste en nuestra interacción con otra persona. Los resultados son evidentes e inmediatos. Contamos nuestra historia y vemos la compasión en la cara de otra persona. Al contarla, nuestra historia se vuelve real y más verdadera porque se la hemos contado en voz alta a una persona que escucha con la intención de apoyarnos.

Pero nuestra conexión con una fuente espiritual es un componente igualmente poderoso del Quinto Paso. Al contar nuestra verdad a un Poder Superior, nos abrimos a una comunicación más profunda. Quizás ésta sea la primera vez que hablamos directamente con nuestra fuente espiritual. Tal vez ésta sea la primera vez que experimentamos la presencia amorosa de un Poder Superior o la posibilidad de unión con nuestra fuente espiritual.

Pero, ¿cómo realizamos esta comunicación interior, el admitir ante Dios la naturaleza exacta de nuestras fallas? Esto dependerá de lo que sea nuestro concepto de un Poder más grande que nosotras.

Marta, por ejemplo, concibe su Poder Superior como un espíritu universal. Lo percibe como omnipresente, dentro y fuera de ella. Su Dios no es un Dios con quien "se confiesa," así que la idea de admitir algo ante Dios no coincide con su concepto de Dios. Para ella, esta parte del Quinto Paso es simplemente el reconocer la verdad. Piensa que ser honesta consigo misma es lo mismo que ser honesta con su Poder Superior.

Como cristiana, Lavonne tiene una perspectiva diferente. Cuando estaba haciendo su Quinto Paso, pasó mucho tiempo orando, diciéndole a Dios lo que pensaba contarle a su madrina. Para ella, fue importante pasar tiempo rezando y contemplando. Esta comunicación la ayudó a aclarar sus pensamientos y emociones y sintió que estaba haciendo algo benéfico.

Una mujer descubrió su Poder Superior mientras hacía su Quinto Paso. Hasta ese momento, Elena no había podido aceptar la idea de un Poder Superior. Debido a su tradición religiosa no podía imaginar a un Dios que la pudiera amar incondicionalmente. Pero luego compartió su inventario moral con su madrina. Se quedó asombrada cuando sintió el amor y el apoyo de su madrina como su Poder Superior. Entendió el poder mediante la conexión personal que hizo en el Quinto Paso.

De muchas maneras el Quinto Paso amplía el Segundo Paso, en el que llegamos al convencimiento de un Poder Superior. Los dos Pasos nos sacan del aislamiento. Cuando llegamos al convencimiento de este poder en el Segundo Paso nos damos cuenta de que no estamos solas. Empezamos a sentirnos conectadas con un Poder Superior y con otras personas que están en recuperación. Esta conexión se profundiza en el Quinto Paso. Al compartir nuestra historia con alguien que nos escucha compasivamente, nos damos cuenta de que no estamos solas, y quizás empecemos a conocer la intimidad y a tener un sentimiento de permanecer.

Este es el significado de "admitir ante Dios". Comoquiera que usted decida hacerlo, crea el sentimiento de conexión con otra persona y compasión para sí misma. Puede contarle su historia a su Dios, Diosa, Espíritu Universal o Guía Interior en la manera que sea más cómoda para usted. Déjese experimentar la aceptación y la compasión que están a su alcance.

UN NUEVO TIPO DE RELACIÓN

El Quinto Paso ofrece la posibilidad de curarse. Nos enseña cómo crear una nueva manera de relacionarnos con otras personas. Nos volvemos vulnerables y abiertas, permitiendo que se nos vea por quiénes somos, quizás por primera vez. Participamos en una relación que se construye a base de la honestidad y la confianza. La mayoría de nosotras hemos deseado profundamente tener este tipo de relación sin saber cómo crearla hasta ahora.

Ahora tomamos el riesgo de descubrirnos con otra persona. Creemos que valemos. Hemos descubierto que decir la verdad no termina siempre en catástrofe y que puede ser un gran alivio.

El Quinto Paso también nos da la oportunidad de tener otro tipo de relación con nosotras mismas. Aun si hemos sido benévolas con nosotras mismas en los inventarios morales del Cuarto Paso, bien puede ser que en nuestro Quinto Paso nos condenemos. Para muchas de nosotras es demasiado difícil tener compasión por nosotras mismas. Pero si somos receptivas, la persona que escucha nuestro Quinto Paso tal vez nos ayude a ser más bondadosas con nosotras mismas.

Desarrollar este tipo de aceptación y perdón de sí misma es realmente un arte, algo que se puede aprender. Y una vez que lo aprenda, una vez que usted practique el arte de tener compasión por sí misma, se abre a una de las grandes promesas de la recuperación: "No nos lamentamos del pasado ni tampoco queremos cerrar la puerta ante el".[3]

No nos arrepentiremos del pasado pero tampoco queremos repetirlo. Puesto que hemos examinado honestamente nuestro pasado en los Pasos Cuarto y Quinto, podemos ver las experiencias y patrones que nos han lastimado y frenado. A estas alturas probablemente sabemos cuáles son los patrones que más queremos cambiar. Pero el ver nuestros patrones y el desprendernos de ellos son dos cosas muy distintas. En el siguiente Paso, nos preparamos para desprendernos.

Sexto Paso

Estuvimos dispuestos a dejar que Dios eliminase
todos estos defectos de carácter.

AL PRINCIPIO EL SEXTO PASO QUIZÁS PAREZCA EXTRAÑO. ¿Cómo podemos estar "dispuestas" a renunciar a todos nuestros "defectos?" ¿Qué significa que Dios los "elimine"? ¿Cómo será la vida sin ellos?

Tal vez parezca que el Sexto Paso le esté pidiendo que se abra y que se desprenda de todo de una vez y quizás esto le provoque ansiedad. Quizás crea que es más de lo que usted puede manejar, más de lo que quiere hacer. Pero el Sexto Paso sólo le pide que esté dispuesta.

En este Paso estamos dispuestas a recibir el cambio, dispuestas a desprendernos de los hábitos y características que son las causas del desequilibrio en nuestra vida. Nos abrimos a un conocimiento más profundo y una visión más clara.

¿Cuáles son las conductas malsanas que usted repite una y otra vez? Su adicción a la bebida o a las drogas es un ejemplo claro: es un patrón que usted repetía aun cuando sabía que la estaba lastimando. Y cuando estuvo lista, se desprendió de él.

Puede hacer lo mismo con sus otros patrones. Sabrá por sus Cuarto y Quinto Pasos dónde empezar y qué conductas y actitudes habituales quiere cambiar para que pueda tener mejores relaciones con otras personas y consigo misma.

VOLVIENDO LA MIRADA AL INTERIOR

Como en los Pasos anteriores, no queremos enfocarnos en los defectos y fallas tanto que nos volvamos demasiado críticas con nosotras mismas. Pero sí queremos ser honestas con nuestros errores y con nuestros comportamientos destructivos o dañinos.

Piense en el Sexto Paso de esta manera: *¿Qué es lo que usted más desea cambiar de sí misma?* Su lista de patrones posiblemente incluya algunos que mucha gente comparte: la culpa excesiva, el perfeccionismo, el deseo de complacer a la gente, la tendencia a culpar, el odio a sí misma, la pasividad o la deshonestidad. Quizás haya sido emocionalmente distante o bloqueada, controladora, excesivamente responsable o crítica. Quizás quisiera ser más segura de sí misma, más capaz de aceptarse o más honesta sexualmente. Tal vez quisiera depender menos de su familia o ser menos crítica con sus hijos.

Todas nosotras queremos cambiar patrones que lastiman a otras personas y que nos causan dolor. Pero reconocer nuestros patrones y actuar para cambiarlos son dos cosas muy distintas. La mayoría de nosotras descubrimos que un patrón no cambia sólo porque lo podemos ver. También tenemos que *estar dispuestas* a derrotarnos y estar dispuestas a desprendernos. Cuando lo hacemos, descubrimos que un Poder más grande que nosotras nos está ayudando.

En el Sexto Paso nos preparamos para el cambio examinando cada patrón o característica, preguntándonos: ¿Qué está impidiendo que renuncie a este patrón? ¿De qué manera estoy aferrándome a él? ¿Qué necesito hacer para soltarlo? ¿Qué pasará si me desprendo? Cuando nos examinamos más profundamente de esta manera, empezamos a ver cómo los viejos patrones de conducta nos tienen atrapadas.

Este Paso puede ser confuso. Parece que no hay nada que hacer. En los Cuarto y Quinto Pasos usted escribió un inventario moral y le contó a alguien su historia. Estaba haciendo algo concreto y visible. Pero el Sexto Paso en un trabajo interior. Usted vuelve la mirada hacia adentro para examinar sus motivos y las causas de sus patrones.

Algunas mujeres escriben sus percepciones mientras hacen este Paso; otras hablan con su madrina o sus amigos o comparten sus pensamientos en las juntas. Y algunas de nosotras no "hacemos" este Paso formalmente sino que usamos sus ideas para ayudarnos a aprender más sobre nosotras mismas. Igual que con los otros Pasos, cada una de nosotras hace lo que es más valioso para sí misma.

EL MIEDO DE DESPRENDERSE

Al trabajar con cada patrón o conducta quizás descubramos que el desprendernos de ellos es como dejar el alcohol o las drogas o cualquier otra conducta compulsiva. Primero nos conscientizamos con respecto a lo que estamos haciendo y luego poco a poco dejamos de hacerlo. La mayoría de nosotras sabemos que la bebida y las drogas nos están dañando mucho antes de que seamos capaces de dejarlas. El miedo es un obstáculo en nuestro proceso de desprendernos.

Yo seguía bebiendo aunque percibía que tenía un problema. Antes de poder desprenderme, tuve que estar claramente consciente de mi problema para llegar al punto en que estaba lista para hacer un cambio. El beber llegaba a ser cada vez menos "divertido", a medida que tomaba cada vez más consciencia de mis experiencias negativas. Después de un tiempo, me di cuenta de que el beber era un problema grave, pero la idea de dejar de hacerlo me aterrorizaba.

Fue entonces que vi cuán poco control tenía sobre el alcohol y cómo dominaba mi vida. Por fin llegó el día cuando estaba lista para cambiar, lista para hacer algo diferente, ¡fuera lo que fuera!

Igual que tenía miedo de dejar de beber, de la misma manera, he tenido ansiedad y miedo de desprenderme de otros patrones. Puedo ver ahora, por mi propia experiencia y por haber escuchado las historias de otras mujeres que están en recuperación, que hay buenas razones por las que no queremos desprendernos.

Parece ser una contradicción pero la mayoría de nosotras nos aferramos a los patrones y a la conducta que más dolor nos causan. Lo hacemos porque nos sentimos seguras haciendo lo que es familiar. De hecho, nuestros patrones nos han ayudado a vivir y a sobrevivir en el mundo. Son defensas que nos han protegido bien cuando *necesitábamos protección*. Por ejemplo, el enojo quizás cubra la depresión y un sentimiento de impotencia. O si siempre queremos complacer o cuidar a la gente, puede ser que estemos tan preocupadas por los demás que no nos damos cuenta de lo sumamente infelices que somos. Creamos patrones como éstos para protegernos del dolor. Tendremos menos necesidad de nuestras defensas y de este tipo de protección a medida que nos ponemos más fuertes. Nuestro sentimiento de seguridad aumenta a medida que nos rodeamos de un grupo de personas que nos apoya y al conectarnos con un Poder Superior.

Al principio lo más probable es que se sienta insegura e incierta al renunciar a sus defensas habituales. Quizás se sienta como una niñita que empieza a caminar. Si se siente desorientada o insegura durante esta etapa, no está sola. Todas nosotras nos hemos sentido así en un momento u otro mientras aprendemos a desprendernos de los viejos hábitos familiares.

ABRIÉNDONOS PASO A LO DESCONOCIDO

Hannah se describe como una persona que era pasiva y complaciente, patrones que le trajeron seguridad pero no felicidad. Cuando empezó su recuperación de comer compulsivamente, comenzó a entender por qué tenía miedo de desprenderse de este patrón.

Liz, la amante de Ana, era alcohólica y todos sus amigos bebían mucho. A Ana no le caía bien esta gente pero no se atrevía a decírselo a Liz ni a buscar otras amistades. Empezó a depender de la comida para aliviar su soledad y para bloquear sus emociones.

Cuando dejó de comer compulsivamente, se dio cuenta de que estaba infeliz con Liz y que tenía miedo de defenderse en la relación. En su inventario moral y su Quinto Paso descubrió este patrón de ser pasiva y complaciente. Una y otra vez se sometía a la voluntad de los demás y apenas tenía una vida propia.

Para romper este patrón Hannah se preguntó en el Sexto Paso por qué se dejaba dominar por los demás. ¿Qué era lo que le impedía que se cuidara a sí misma? Y la respuesta era que *no sabía hacer otra cosa*. Este papel era seguro y familiar y si no lo hiciera, ¿quién era? ¿Cómo se sentiría si pidiera lo que quería? ¿Cuál sería la reacción de Liz?

Con el tiempo se hizo más fuerte y suficientemente segura para enfrentar su miedo a lo desconocido; Hannah se volvió más segura de sí misma y buscó sus propias amistades. Ya que Liz no pudo aceptar su nueva confianza en sí misma, Hannah por fin se fue a vivir sola.

Como Hannah, a veces estamos tan aferradas a nuestros patrones y papeles que empezamos a identificarnos con ellos. Nos dan un sentimiento de seguridad. Cuando pensamos desprendernos de ellos, enfrentamos una crisis: ¿Quiénes seremos si no jugamos este papel ni actuamos de esta forma? ¿Qué pasará si cambiamos? Es preocupante desprendernos de nuestros patrones familiares; son predecibles y estamos cómodas con ellos. Sabemos lo que va a pasar y lo que debemos hacer. Sabemos quiénes somos es relación a la gente que nos rodea. *La alternativa es intentar algo nuevo sin saber cuáles serán los resultados.*

Yo sentía que habría un horrible vacío, un gran abismo negro de la nada, si me desprendiera de mis viejos patrones. Era exactamente cómo me sentía al dejar de beber. ¿Qué haría en un evento social sin una bebida en la mano? ¿Cómo pasaría el tiempo entre la cena y la hora de acostarme sin tomar varias bebidas? ¿Cómo iba a poder con mis niños, mi matrimonio y mi negocio? El alcohol me aliviaba el estrés y bajaba mi ansiedad. Más que nada llenaba un vacío en mi vida. ¿Cómo iba a hacer frente al vacío sin beber? Estaba segura de que si me desprendía del alcohol, no habría nada.

Desde luego, cuando alcancé la sobriedad, descubrí que funcionaba mejor sin alcohol. El saber esto me ayudó cuando me di contra un bloqueo emocional en el Sexto Paso. Cuando sentía pánico, convencida de que no tendría un sentido de mí misma si renunciaba a mis viejos hábitos y defensas, recordaba que recientemente había sentido lo mismo al dejar el alcohol. *Confiaba* en que iba a poder seguir adelante, aunque no supiera hacerlo. Esta confianza se basaba en mi creciente relación con mi Poder Superior. Había llegado al convencimiento de un Poder más grande que yo y le dejé mi vida y mi voluntad, las cosas que estaban fuera de mi control. Trabajando con el Sexto Paso descubrí que esta misma fuente espiritual estaba presente para guiarme por mi miedo a lo desconocido.

Esto es lo que significa la parte del Sexto Paso que dice: "dejar que Dios eliminase todos estos defectos de carácter". Un Poder

Superior está presente para revelar el significado de nuestras defensas y hábitos. Ese poder nos apoya mientras cambiamos.

También ha habido un aspecto muy práctico en mi derrota en el Sexto Paso. Con algunos patrones y defectos he llegado al momento decisivo al que muchas de nosotras llegamos: ha habido momentos cuando me daba cuenta de que *era más doloroso permanecer en el viejo patrón que arriesgarme a hacer algo nuevo y desconocido.* En otras palabras, lo desconocido empezaba a parecer la mejor alternativa. Fue entonces que pude empezar a desprenderme.

CONSCIENTIZAR ANTES DE ACTUAR

Muchas veces tomamos consciencia de un patrón mucho antes de poder desprendernos de él. Esto puede ser uno de nuestros retos más grandes.

Es común tener una relación "amor-odio" con nuestra consciencia. Al principio puede ser un gran alivio estar consciente de nuestros motivos subconscientes o patrones. Es como si prendiéramos una luz. Con una nueva consciencia viene una nueva esperanza: podemos cambiar. Esa esperanza, sin embargo, puede desaparecer si nos damos cuenta de que no estamos listas todavía para actuar de acuerdo con nuestra nueva percepción.

Por ejemplo, tal vez usted acaba de descubrir que tiene una tendencia a trabajar demasiado. Luego al pasar los días, acepta un proyecto más *aunque no quiere hacerlo.* ¿Le suena familiar? Es como verse comer media tarta de chocolate o inhalar un octavo de gramo de coca o tener relaciones sexuales con un desconocido aunque juró que jamás lo volvería a hacer. Usted está consciente pero no puede parar todavía. Puede ser una experiencia dolorosa y de humildad.

Una amiga mía una vez describió que su bebé se ponía irritable justo antes de adquirir una nueva destreza física, como sentarse sola o caminar. Su bebé pasó por etapas muy intensas de frustración y enojo, las cuales terminaban muy de repente cuando empezaba a sentarse sola, a pararse o a caminar. "Parece que ella sabe lo que quiere hacer pero no lo puede hacer todavía", explicó mi amiga. Entonces se frustra mucho. Realmente se enoja".

Como esta niña, es probable que nosotras también nos irritemos y nos enojemos cuando sabemos lo que queremos hacer pero no lo podemos hacer todavía. Puede ser frustrante cuando seguimos trabajando demasiado o mintiendo o enojándonos, después de haber identificado estos patrones o defectos, los cuales nos gustaría cambiar.

En el Sexto Paso, *conscientizar antes de ponerse en acción es una parte natural del proceso.* Significa que a menudo *sabemos* lo que debemos hacer antes de que podamos de verdad *hacerlo.*

LOS RETOS Y SUS BENEFICIOS

La vida nos dará oportunidades para experimentar nuestros patrones y decidir si estamos listas para desprendernos de ellos. El chiste que se cuenta en los programas de Doce Pasos: la vida no nos trae problemas ni traumas ni catástrofes; nos trae "oportunidades para crecer". Estas oportunidades pueden ser regalos inesperados.

Shannon, quien luchaba con su patrón de mentir compulsivamente, encontró que ir a las juntas de AA le dio aun más motivación para ser deshonesta. Cuando bebía, mentía para no meterse en líos. En las juntas mentía para recibir atención y compasión.

Finalmente Shannon se dio cuenta de que mentir era una defensa para sus sentimientos de inseguridad. No se sentía cómoda en AA y no sabía cómo impresionar a este nuevo grupo de gente; entonces inventaba historias y exageraba la verdad. Cuando se preguntó cómo la protegía este patrón, vio que le daba un sentimiento de seguridad. Había creado un "ser falso", que creía que era más aceptable para los demás que su ser verdadero.

Para Shannon "estar dispuesta" a renunciar al patrón de mentir significaba correr el peligro de que la gente no la quisiera si se portaba como quien era de verdad. Tenía que estar dispuesta a aceptar que la gente la rechazara. A lo largo de varios meses y muchas mentiras más (sobre las cuales se sentía horrible), pudo renunciar a este patrón.

Shannon tuvo que comparar cómo se sentía mintiendo y cómo se sentía diciendo la verdad; comportándose como antes o intentando hacer algo nuevo. Una vez que conquistó su ansiedad inicial, descubrió que era más fácil ser honesta y dejar que los demás conocieran la persona que realmente era.

Monique, quien buscaba compulsivamente relaciones sexuales, creía que uno de sus retos más grandes era dejar de manipular a los hombres con su conducta seductiva. En sus Cuarto y Quinto Pasos, comprendió que se portaba así más frecuentemente con los hombres tradicionales, mayores y que eran paternales. Como parte de su recuperación Monique se distanciaba de este tipo de hombre. Pero un día la mandaron a trabajar con un nuevo jefe: ¡un hombre mayor, tradicional y paternal! Monique había recibido la oportunidad perfecta de trabajar con su patrón compulsivo.

Para su gran consternación, Monique se encontró haciendo el papel de la mujer fatal con su nuevo jefe. Descubrió que tenía miedo de *no* comportarse seductivamente con él; tenía miedo de ser invisible o indigna si él no la consideraba atractiva. Como muchas mujeres, creía que valía sólo si un hombre la veía como un objeto sexual deseable.

Monique no quería renunciar a ser seductora porque sin ello se sentía poco atractiva y poco importante. Pero al mismo tiempo no quería seguir actuando de esta forma. Para ella, la clave era hacer frente a su inseguridad interior. Una vez que pudo ser suficientemente fuerte para poder sentir esa emoción en vez de esconderse de ella, estuvo dispuesta y lista para desprenderse de su conducta seductiva. Fue entonces que pudo empezar a sentir su propio valor interior.

Las experiencias de Monique y Shannon no son raras. En recuperación todas tenemos oportunidades de vivir nuestros patrones y de aprender más sobre nosotras mismas. Tal vez no parezca justo. Quizás pensemos que somos destinadas a repetir ciertos patrones para siempre.

Si volver a sus peores hábitos le parece una pesadilla, piénselo así: *un Poder Superior le está dando exactamente lo que necesita para poder desprenderse.*

EL PROGRESO Y NO LA PERFECCIÓN

A medida que trabaja en el Sexto Paso y va viendo hasta qué punto está lista para renunciar a sus patrones, tenga en cuenta un dicho popular en AA: "Nosotros decimos progreso, no perfección". En otras palabras, usted puede enfocar su progreso y aceptar que es imperfecta, que siente rebeldía y que *no* está lista.

La clave al Sexto Paso es mantener la honestidad que hemos cultivado en los Pasos anteriores y de ser pacientes con nosotras mismas. Muchas nos enojamos cuando podemos ver un patrón al que no podemos renunciar. Es probable que nos avergoncemos por ser imperfectas. Recuerde que usted no puede estar dispuesta con tan sólo la fuerza de su voluntad, igual que no podía con sólo quererlo dejar de usar drogas o alcohol. Si todavía no está dispuesta, acéptese tal como es de todas maneras. Confíe en que estará lista para desprenderse cuando sea el momento correcto. Confíe en que un Poder más grande que usted le está devolviendo el equilibrio y la entereza.

La literatura tradicional de AA nos anima a que procuremos alcanzar la perfección, aunque no podemos lograrla.[2] Los fundadores de AA querían garantizar que no eludiéramos nuestra responsabilidad demasiado fácilmente. Les preocupaba que, como alcohólicos, procuráramos mejorarnos con sólo el más mínimo esfuerzo. Es cierto que algunas personas sentirán la tentación de hacerlo así. Muchas de nosotras hacemos todos los esfuerzos posibles y más para hacer el más perfecto Sexto Paso posible aunque nadie nos anime a alcanzar la perfección.

El objetivo del Sexto Paso es llegar a un conocimiento más profundo y así ser todo lo mejor que podamos ser. Nos podemos confundir al procurar alcanzar la perfección. Es mejor no intentar hacer el Sexto Paso perfectamente; más bien hay que ser compasivas con nosotras mismas, confiar en el proceso, tener paciencia y respetarnos.

ESTANDO DISPUESTA

El Sexto Paso tal vez todavía parece confuso aun con toda esta discusión. ¿Cómo es que se hace? La manera más sencilla es repasar su inventario de patrones y hábitos, tomándolos uno por uno y preguntándose cómo este patrón la protege. ¿Qué teme que vaya a pasar si usted deja de comportarse de esta manera? Tal vez le llegue la respuesta inmediatamente o quizás prefiera hablarlo con alguien o pensarlo por un tiempo. Quizás usted actúe el mismo patrón de conducta una o dos veces, o muchas veces, hasta que tenga una percepción más profunda de él. Puede tardar en entender sus acciones.

Una vez que entienda lo que está por debajo del patrón o la conducta, es decir, las emociones que el patrón la ayuda a evitar, entonces usted puede preguntarse si está lista para enfrentar esa emoción. Y si está lista, entonces tal vez ya no necesite el patrón para protegerse. Ahora quizás esté lista para desprenderse de él, quizás "totalmente dispuesta".

Pero ¿lista para qué? El Sexto Paso dice que estamos "dispuestos a dejar que Dios eliminase todos estos defectos de carácter". ¿Qué significa el que Dios los elimine? Esto tal vez no encaje con la imagen que tienen algunas mujeres de un Poder Superior o un Ser Superior. Otras no tienen ningún problema con la idea de un poder o una gracia espiritual que quita los defectos.

En el próximo capítulo, el Séptimo Paso, hablaremos de cómo se quitan estos defectos. Por el momento el Sexto Paso sólo nos pide que estemos dispuestas. Nos preguntamos qué es lo que más queremos cambiar y descubrimos hasta qué punto estamos dispuestas a ser vulnerables. ¿Estamos listas para abrirnos y vivir la vida de una manera diferente? ¿Estamos dispuestas a creer que un Poder Superior está trabajando con nosotras? Esta es la esencia del Sexto Paso. Pide que miremos más profundamente, que seamos más honestas y más dispuestas a reflexionar. El Sexto Paso nos ayuda a entendernos mejor a nosotras mismas y nos prepara para los Pasos que siguen en nuestra recuperación.

Séptimo Paso

Humildemente le pedimos a Dios que nos librase de nuestros defectos

En el Sexto Paso estuvimos dispuestas a cambiar. En el Séptimo Paso pedimos ayuda para hacer estos cambios. La forma en que pedimos ayuda, sea por las oraciones, otro tipo de práctica espiritual o quizás simplemente pensándolo, es una decisión individual.

Igual que en el Sexto Paso, nuestros "defectos" probablemente no se eliminen en seguida. Los patrones y los hábitos de toda una vida que más queremos cambiar tal vez permanezcan por mucho tiempo, aun cuando estamos dispuestas a cambiar y hemos pedido ayuda a nuestro Poder Superior.

Quizá esto sea frustrante y usted posiblemente cuestione cómo funciona el Séptimo Paso, si *es que* funciona. Si se siente así, puede ser útil pensar en el Séptimo Paso como una manera de abrirse al cambio, pidiendo ayuda y dejando que un poder más grande haga el resto.

En el Séptimo Paso trabajamos en conjunto con nuestro Poder Superior o Ser Superior para efectuar cambio en nuestra vida. Aprendemos a "tomar acción y a desprendernos del resultado", de hacer nuestra parte y desprendernos del resultado final.

Muchas de nosotras descubrimos que podemos estar dispuestas a cambiar, de renunciar a los patrones que menos nos gustan y que podemos pedir ayuda sinceramente, pero que sólo hasta allí podemos llegar por nuestra cuenta. La verdad es que *no podemos controlar cuándo ni cómo cambiará nuestra vida, por dentro ni por fuera.* Sólo podemos hacer lo que podamos y desprendernos de lo que pasa después, cooperando con nuestro Ser Superior o fuente espiritual lo mejor que podamos. Tomar el Séptimo Paso es darse cuenta de que hay un límite a lo que podemos cambiar y controlar solas. Esto en sí puede ser una experiencia de humildad.

Probablemente pasó por algo similar cuando dejó de beber, de drogarse, de comer compulsivamente o de dejar lo que fuera su adicción. Quizás intentó parar por un tiempo pero no pudo cambiar su conducta hasta que, en un momento de gracia, la obsesión se le quitó o encontró la fuerza para seguir adelante sin seguir con su conducta adictiva.

En el Séptimo Paso esperamos que esos momentos de gracia nos ayuden a renunciar a nuestros viejos patrones. Permanecemos conscientes de nuestras acciones y pedimos ayuda para desprendernos.

HUMILDAD, NO HUMILLACIÓN

Muchas mujeres cuando leen la palabra *humildemente* en el Séptimo Paso, no saben cómo reaccionar. La palabra *humilde* suele significar aceptar una postura *"inferior"* o *"menos que"*, o no hacerse valer. Nos recuerda la presión que a menudo sentimos para ser humildes. Nos han educado para no ser demasiado exigentes o directas con respecto a lo que queremos. Si pedimos algo para nosotras mismas, nos sentimos obligadas a disculparnos. A muchas mujeres nos preocupa que este Paso nos pida que seamos pasivas o que ofrezcamos disculpas constantemente.

Podemos aprender de mujeres como Elena que la verdadera humildad significa tener un fuerte sentido de nosotras mismas. Elena señala que los Pasos Cuarto, Quinto y Sexto nos preparan el camino para este tipo de humildad al darnos una visión más clara de nosotras mismas.

Elena explica que ella también tuvo dificultad con la idea de "pedir humildemente" hasta que se dio cuenta de que simplemente significaba pedir ayuda. Al tener una visión más clara de sí misma y de los cambios que quiere hacer, también sabe que no los puede hacer sola. Sabe que no es perfecta ni que lo va a ser nunca, así que le pide a su Poder Superior apoyo y dirección. Dice: "La humildad también significa que reconozco una fuente espiritual más grande que yo misma".

En los Programas de Doce Pasos a menudo oímos a la gente hablar de la diferencia entre la humildad y la humillación. Todas conocemos la humillación: las escenas vergonzosas, la pérdida de control, la vergüenza que sentimos por nuestra conducta. Todas hemos pasado momentos tan malos que queríamos salir corriendo y meternos debajo de la tierra. Todas hemos temido o sabido con absoluta seguridad que alguien vio exactamente lo que hicimos la última vez que estuvimos envueltas en nuestros excesos. O tal vez nos sentimos totalmente humilladas sabiendo la verdad sobre nosotras mismas.

La humildad es diferente de la humillación. Es una clara perspectiva que no evita ni quita importancia a los hechos. Con humildad podemos decir, "Hice esto y ya está". No negamos nada pero tampoco nos juzgamos.

Una mujer lo expresa así: "Mis errores son mis errores y ya no me definen". Esta distinción es un punto crítico. Cuando nos definen nuestros errores, estamos humilladas. Pero cuando podemos verlos por lo que son, o sea, simplemente errores, entonces podemos humildemente perdonarnos a nosotras mismas y pedir ayuda para hacer las cosas de otra forma la próxima vez. Tranquilamente nos aceptamos; esto proviene de la humildad.

Maureen tenía buenas amigas que le explicaron su concepto de la humildad. Le dijeron que no se trataba de rebajarse sino de conocerse, de aceptarse y de saber cuál era su lugar en el universo. Maureen explicó: "Entendí con esto que podía ser quien soy sin tener que pedir disculpas por ello". "Fue un momento profundo cuando lo comprendí: que yo tenía un propósito divino en un contexto más grande donde simplemente podía *ser*".

Asimismo, oímos decir a la gente que está en recuperación que la humildad es poder ver las cosas como son. Esto significa que reconocemos lo que podemos y lo que no podemos hacer. Aprendí en el Séptimo Paso que soy responsable del proceso del cambio en mi vida *pero no puedo controlarlo*. Esto para mí fue una experiencia de humildad. Elena dice que llegó a estar cómoda con el hecho de que no sabe todo lo que hay que saber, lo cual la hizo sentir humilde y aliviada al mismo tiempo. Le dio permiso de ser imperfecta y de pedir ayuda cuando la necesitaba. Es importante que no confundamos el ser humilde con ser servil, reservada e incapaz de hacernos valer. Tampoco queremos preocuparnos tanto de ser humildes que dejamos de tomar crédito por las cosas que hacemos bien. Esa no es la intención del Séptimo Paso. La verdadera humildad implica *que tenemos un fuerte sentido de quiénes somos, que reconocemos nuestras cualidades tanto como nuestras limitaciones*.

Un dicho que pegué en la puerta de mi refrigerador hace muchos años me ha ayudado a comprender la humildad. Dice: "La verdadera manera de ser humilde es de no agacharse tanto que tiene que mirar para arriba para verse a sí misma, sino de pararse con los pies en la tierra y dejar que algo más grande que usted le indique lo pequeña que es su grandeza". Me gustaba especialmente la idea de ser grande y pequeña a la vez. Es otra paradoja de la recuperación.

Sabemos cuál es nuestra justa dimensión y reclamamos el poder que sí tenemos: *el poder de escoger, el poder de actuar y de tomar decisiones por nuestra cuenta.* Pero también ponemos nuestro poder personal en perspectiva viendo que hay una naturaleza superior, un Poder más grande que nosotras mismas, que es enorme y más poderoso que nuestro ser individual. Podemos imaginar que somos una estrella brillante, importante pero pequeña en comparación con el infinito espacio que nos rodea.

Así podemos vernos en relación con nuestro Poder Superior. Hay mucho que está más allá de nuestras capacidades y mucho que no sabemos, pero eso no disminuye lo que sabemos y lo que podemos hacer. Podemos sentirnos humildes viendo cómo nuestras cualidades contribuyen al mundo.

UN ESPÍRITU DE COOPERACIÓN

¿Por qué es tan importante la humildad en el Séptimo Paso? Porque sin ella posiblemente lleguemos al Séptimo Paso pensando que podemos cambiar tan sólo con nuestra *fuerza de voluntad.* Tal vez pensemos que si hacemos suficiente esfuerzo, nos vamos a deshacer de todos los viejos y destructivos patrones y características que ahora estamos listas a renunciar.

Pero en verdad no podemos cambiar a la fuerza, igual que no podíamos a la fuerza dejar nuestras adicciones. Si sólo se tratara de cambiar con la fuerza de voluntad, probablemente habríamos cambiado mucho antes. El poder de cambiar está fuera de nuestro control. En el Séptimo Paso aprendemos a adaptarnos y a ponernos del lado de este poder más grande y dejar que los cambios vengan a su tiempo. Nos ponemos en disposición pidiendo humildemente. Pero, ¿pedir qué humildemente y a quién? El Séptimo Paso dice que "humildemente le pedimos a Dios que él nos librase de nuestros defectos". ¿Exactamente qué quiere decir esto?

Empecemos con "él". Como vimos en los Segundo y Tercer Pasos, algunas mujeres están cómodas con un ser masculino como su Poder Superior. Tienen una imagen de un Dios masculino y esta imagen funciona para ellas; es positiva y tranquilizadora. Para otras mujeres no es así, entonces piensan en su Poder Superior de otra manera.

A Jackie le gusta sustituir "él" por "ella" en el Séptimo Paso. Aunque para ella Dios no es ni masculino ni femenino, usa lenguaje femenino porque al hacerlo se siente *incluida*. "Cuando digo 'ella', asocio a Dios con el poder femenino", dice ella. Cuando se identifica con esta fuerza espiritual, puede cooperar con ella.

Puede sustituir cualquier palabra (o palabras) que la apoye en este Paso. Maureen, por ejemplo, pide sabiduría y claridad en vez de que se elimine algo. Le pide al Gran Espíritu que le muestre el camino hacia lo mejor de sí misma. Al hacer el Séptimo Paso de esta manera, reconoce su lugar en el universo a la vez que pide dirección para poder aprovechar a lo máximo sus capacidades. Su Poder Superior no es ni "él" ni "ella", sino un espíritu benévolo en quien confía y a quien quiere honrar siendo quien es.

CADA QUIEN CON LO SUYO

Su interpretación del Séptimo Paso será tan única como usted misma. Al encontrar lo que es apropiado para usted, tal vez quiera considerar algunas de las siguientes posibilidades. Aunque varios de los ejemplos que siguen incluyen la oración, recuerde que el Séptimo Paso no requiere que usted rece. Puede hacerlo como quiera: todo depende de cómo usted se comunica con su Poder Superior.

LA ORACIÓN DEL SÉPTIMO PASO

Lavonne cree en una gracia divina que quita sus hábitos destructivos igual que le quitó su adicción a la piedra. Le pide a Dios (para ella, un Dios masculino y cristiano; el primer hombre que le haya dado amor incondicional) que la ayude a librarse de los obstáculos que le causan dificultad.

Lavonne dice la oración del Séptimo Paso del Libro Grande de AA al hacer este Paso. La oración dice:

Mi creador, estoy dispuesta a que te hagas cargo de todo mi ser, de lo bueno y lo malo. Te ruego que elimines todos mis defectos de carácter que me impiden servirte a ti y a los demás. Dame la fortaleza para hacer tu voluntad.[1]

Esta oración la consuela; la ayuda a sentirse abierta y dispuesta a aceptar lo que la vida le traiga. Afirma que Dios la aceptará y que le ofrecerá apoyo pase lo que pase.

Algunas mujeres se sienten incómodas con el lenguaje de esta oración y prefieren emplear palabras que describen una relación más activa y más igualitaria con un Poder Superior. Sin embargo, esta oración puede servir de modelo para que creemos nuestras propias oraciones.

La intención de la oración del Séptimo Paso es la siguiente: "Aquí estoy, tal cual, con todas mis fuerzas y limitaciones. Estoy lista y dispuesta a cambiar mis viejos patrones cuando sea el momento correcto. He hecho mi trabajo, y ahora necesito tu ayuda para poder vivir de otra manera. ¿Qué puedo hacer ahora para cooperar con la vida y para ser la mejor persona que puedo ser?" Usted puede usar palabras como éstas, u otras que le gusten, para crear su propia versión de esta oración.

LA ORACIÓN DE LA SERENIDAD

El Séptimo Paso ayuda a Natalie a dejar de luchar contra las cosas que no puede cambiar. Para practicar este Paso, ella dice la Oración de la Serenidad:

Dios, concédeme la serenidad
para aceptar las cosas que no puedo cambiar,
valor para cambiar las cosas que puedo,
y sabiduría para discernir la diferencia. [2]

Natalie no dirige esta oración a "Dios", porque concibe su Poder Superior como un "conocimiento interior," pero la dice en voz alta como una afirmación. Le recuerda la humildad y el hecho de que hay un límite en lo que puede controlar en la vida.

Natalie ha descubierto que sus patrones más dañinos (su enojo, sus celos y su miedo paralizante) han cambiado con el tiempo. Se ha fijado, por ejemplo, en que ya no se enfurece cuando otro conductor se le traviesa en la calle. Al principio intentó forzarse a no enojarse, pero al hacerlo sólo se enfurecía más. Pronto se dio cuenta de que ya no podía cambiar este patrón sola. Era hora de pedir ayuda.

"Decir la Oración de la Serenidad me ayuda a recordar que no puedo hacerlo todo yo sola", explica Natalie. "Me recuerda que las cosas no tienen que resultar siempre cómo y cuándo yo quisiera. Al mismo tiempo, me recuerda que debo aceptarme a mí misma, no importa dónde esté en mi proceso".

Puesto que ha estado dispuesta y ha sido capaz de confiar en su conocimiento interior, Natalie ha aprendido a responder a las cosas de una manera diferente. Ha encontrado que saber manejar intuitivamente situaciones que antes la confundían es una de las promesas de AA.[3] Cuando vemos que podemos responder de una forma diferente a situaciones que anteriormente habrían puesto en marcha nuestras conductas destructivas, podemos estar seguras de que nuestros viejos patrones están siendo reemplazados por los nuevos.

Los Tercer y Séptimo Pasos tienen que ver con dejar de controlar las cosas que están más allá de nuestra capacidad de controlar. En el Tercer Paso hicimos el compromiso de poner nuestra voluntad y nuestra vida al cuidado de un Dios tal como lo concebimos. Ahora en el Séptimo Paso dejamos nuestra vida y voluntad y dejamos que el poder curativo haga el resto.

CREANDO UNA "CAJA DE DIOS"

Una manera popular de hacer el Séptimo Paso es de usar una "Caja de Dios" o una "Lata de Dios" en un ritual o ceremonia que hace que este Paso sea más concreto. Algunas mujeres escogen un recipiente especial, como una caja de zapatos, una caja de joyas o una lata de café, y allí ponen las cosas que quieren dejar en su vida para poner su voluntad en manos de un Poder Superior. Cuando están listas para renunciar a un patrón, escriben una descripción de ese patrón en un pedacito de papel y lo ponen en su "Caja de Dios" para simbolizar que están renunciando a él. Una vez que está en la caja, está bajo el cuidado de su Poder Superior. Si quieren volver a tomar control de él, lo sacan de la caja.

Hay algo reconfortante en poner sus patrones (su deshonestidad, su pesimismo, su tendencia exagerada de complacer a la gente, o lo que sea) en una caja y cerrar la tapa. También puede incluir los nombres de personas, lugares y cosas que usted ha querido controlar. Cuando los pone en una caja, todas estas cosas se van de sus manos y puede desprenderse de ellas.

No tiene que llamarla la "Caja de Dios", si "Dios" no es el nombre del espíritu que la guía. Llámela como quiera o invente otra práctica que la ayude a visualizar el desprenderse. Algunas mujeres escriben sus patrones en un papel, los ponen en un sobre sellado y los envían por correo a su Diosa o Yo Interior o Espíritu Universal, inventando una dirección falsa o enviándoselos a su madrina. Un grupo de mujeres pusieron pedacitos de papel, en los que habían escrito sus patrones indeseables, y los quemaron en una hoguera en la playa. Sea creativa. Lo que importa es el proceso.

CONSTRUYENDO UNA COLABORACIÓN

Para mi amiga Grace la frase "humildemente le pedimos a Dios que nos librase de nuestros defectos" es problemática porque suena demasiado pasiva. Le da la impresión de que se volverá pura y perfecta si le pide amablemente a Dios y si lo agarra de buen humor. Para Grace, esto no es verdad. "Yo creo que no debo pedirle a mi Poder Superior que haga algo por mí", dice. Más bien le pido que trabaje *conmigo.* Yo hago mi parte y Dios hace la suya.

Grace juega un papel activo en el Séptimo Paso. Entabla un diálogo con su Poder Superior diciendo, "Estoy dispuesta y necesito tu ayuda. Señálame el camino". Imagina una colaboración que va en doble sentido, basada en su disposición a ser honesta consigo misma y abierta a lo desconocido. A la vez ella cree que le da un regalo a su Poder Superior al ponerse de Su lado. Su cooperación le da poder al Poder.

El Séptimo Paso es una colaboración. No es como dejar su carro con el mecánico y decirle: "Es tuyo. Parece que los frenos y la transmisión necesitan reparaciones. ¿Cuándo estará listo?" Es más bien como tocar a dúo. Su Poder Superior toca la melodía y usted la armonía. De esta manera usted y su Poder Superior crean la música juntas.

El resultado es otro si insistimos en tocar solas. Sin nuestra cooperación la vida seguirá tocando la melodía pero posiblemente nos encontremos desafinadas y fuera de lugar. Esto es lo que hacíamos cuando éramos adictas a las drogas, el sexo, las relaciones o la comida, sin estar conscientes de cómo nuestras acciones nos hacían la vida difícil. En un nuevo espíritu de cooperación, podemos escuchar la melodía que toca la vida y armonizar con ella.

UNAS PALABRAS ACERCA DE LOS DEFECTOS DE CARÁCTER

Cuando pensamos en nuestros "defectos", posiblemente nos enfocamos tanto en lo que tenemos de malo que perdemos de vista la intención del Paso. En este Paso trabajamos en conjunto con un Poder más grande que nosotras, pero éste *no* nos pide que nos pongamos en una posición inferior enfocándonos en nuestros defectos. Más bien, humildemente nos presentamos ante nuestro Poder Superior *tal cual* somos y buscamos dirección para seguir adelante.

Recuerde también que los "defectos" o "fallas" quizás tengan beneficios que se manifiestan con el tiempo. Tenga cuidado de no "remover" todo en forma absoluta. Puede haber beneficios escondidos en los patrones más preocupantes.

Tal vez uno de sus patrones más dañinos es el querer cuidar a los demás de una forma exagerada. Quizás le sea difícil dejar que la gente haga cosas sin su ayuda. Quizás se meta demasiado en las vidas de los demás, preocupándose tanto de ellos que apenas se fija en sus propias necesidades. Pero ahora se da cuenta de que tendrá una vida más sana y que sus relaciones serán más sanas también si deja que los otros vivan su vida, mientras que usted vive la suya. Usted ha identificado este patrón y quiere desprenderse de él.

Pero antes de volver la espalda a la tendencia exagerada de cuidar a los demás, dirija un poco de esa energía hacia sí misma. Si se enfoca demasiado en cuidar a los demás, probablemente no se cuidará bien a sí misma. Quizás descubra que usted es la que necesita los cuidados que está prodigando a los demás. Trate de buscar una manera de transformar la tendencia de cuidar demasiado a los demás en algo beneficioso para usted misma.

He aquí otro ejemplo: como muchas mujeres, posiblemente usted se encuentre casi paralizada debido a su perfeccionismo. Está constantemente en un estado de ansiedad porque todo tiene que ser de acuerdo a su voluntad. Es imposible que invite a los amigos a la casa a cenar sin preocuparse de lo que van a pensar de la comida o de la manera en que limpia y decora la casa. ¿Habrá una cosa más que puede hacer a último momento para dar una mejor impresión? A pesar de sus mejores esfuerzos, siempre hay algo más que podría hacer para llegar a la perfección.

Si esto le suena familiar, probablemente es un patrón al que le dará gusto renunciar. Una obsesión con la perfección puede ser enloquecedora y deprimente. Pero antes de renunciar al perfeccionismo por completo, piense en cómo le podría beneficiar. Si usted es perfeccionista, probablemente pone mucha atención en los detalles y desea calidad y excelencia, todo lo cual le sirve bien en otras áreas de su vida.

En su trabajo, por ejemplo, quizás sea elogiada por sus tendencias perfeccionistas. En su vida personal, tal vez este patrón la ayude a buscar siempre lo mejor que hay disponible. La clave es dejar que el perfeccionismo sea una ayuda en vez de un obstáculo. En vez de considerarlo como una debilidad, véalo como una fortaleza y la dedicación de proveer lo mejor para sí misma.

Tuve una experiencia parecida con mi adicción al trabajo. A veces he permitido que mi trabajo me consumiera, en detrimento de mis relaciones con las personas que quiero. Cuando vi lo compulsiva que era con respecto al trabajo y el miedo que tenía de *no* trabajar tanto, empecé a cuestionarme. Quizás debía aceptar un trabajo con menos responsabilidad, que no exigiera tanto. Pensaba que la solución era ir al otro extremo.

Pero cuando volví la mirada hacia adentro para examinar mis valores, afirmé mi pasión y el compromiso que tengo con mi trabajo. También reconocí mi capacidad de hacer demasiado. Para mí, el renunciar a mi patrón de trabajar demasiado significaba encontrar un balance, haciendo menos proyectos y negándome a hacer otros. Estuve dispuesta y lista para desprenderme del aspecto de ese patrón que interfería con mi vida. Pero me di cuenta de que podía retener la pasión y el compromiso. Podía seguir haciendo el trabajo que tanto me gustaba.

Asimismo usted puede descubrir que sus "inconvenientes" también son sus ventajas. Tal vez no haya nada que valga la pena retener en cada uno de sus patrones pero usted puede explorar la posibilidad. Si un defecto es de hecho un defecto, piénselo como no alcanzar todo su potencial. Examine sus hábitos y conductas preocupantes y empiece a verlos como oportunidades para el crecimiento personal. ¿Cómo es que un patrón puede trabajar a *su favor?*

LA ACEPTACIÓN Y LA SEGURIDAD

En el Séptimo Paso llegamos a la aceptación. En los últimos Pasos hemos cultivado una mayor consciencia de los patrones que impiden que tengamos una vida satisfactoria. Pero aun con toda esta conscientización, quizás todavía no nos aceptemos. El Séptimo Paso nos da la oportunidad de pasar de la consciencia a la aceptación.

La aceptación es la clave para el cambio. Otra paradoja que he conocido en recuperación es que cuando me acepto *tal como soy,* puedo cambiar. Si nos obsesionamos con criticarnos y encontrar defectos en nosotras mismas, lo más probable es que permanezcamos en los mismos patrones y rutinas.

Cuando pedimos "humildemente" en el Séptimo Paso, estamos practicando la aceptación de nosotras mismas y la derrota. Decimos, "Acepto que no soy perfecta; no lo sé todo y no soy la única que está a cargo del proceso del cambio. Pero estoy dispuesta a contribuir con lo que pueda y estoy lista para lo que siga". Cuando pedimos, reconocemos nuestro debido lugar en el universo, el cual incluye nuestra grandeza y nuestra pequeñez en la enorme constelación de la vida.

Tomamos el Séptimo Paso en privado, con nuestra fuente espiritual. Con honestidad, receptividad y buena voluntad nos abrimos al cambio y dejamos que un Poder Superior haga el resto. Muchas de nosotras encontramos que ahora nos sentimos más confiadas con un Poder Superior que con nosotras mismas. Y con el regalo de la aceptación de nosotras mismas y la seguridad, estamos listas para el Octavo Paso, listas para aplicar lo que hemos aprendido en los primeros siete Pasos en todas las otras relaciones en nuestra vida.

Octavo Paso

*Hicimos una lista de todas aquellas personas
a quienes habíamos ofendido y estuvimos dispuestos
a reparar el daño que les causamos.*

EL OCTAVO PASO NOS ENSEÑA nuevas maneras de relacionarnos con el mundo. Al aprender más sobre nosotras mismas en cada Paso, nos preparamos para dejar atrás el pasado y para formar relaciones que son honestas y abiertas.

En el Quinto Paso compartimos nuestro inventario con otro ser humano, quien nos aceptó compasivamente. En el Sexto Paso nos abrimos a un conocimiento interior más profundo y a una visión más clara. En el Séptimo Paso le pedimos ayuda a nuestro Poder Superior, sabiendo que no podíamos cambiar solas. Con estas experiencias que nos apoyan, podemos abrir más nuestra mente y seguir con un espíritu de franqueza y honestidad en todas nuestras relaciones.

ASUNTOS POR RESOLVER

En el Octavo Paso decidimos cuáles de nuestras relaciones necesitan más atención y hacemos una lista de ellas. En los Pasos anteriores examinamos nuestra vida personal para determinar en qué aspectos estaban desequilibradas y ahora de una manera semejante buscamos los puntos de desequilibrio en nuestras relaciones, con la familia, los amigos, las parejas y ex parejas, los vecinos, los compañeros de trabajo, los jefes, los ministros, las escuelas, las agencias gubernamentales, los vendedores de carros, los reparadores, o con quien sea.

The Twelve Steps and Twelve Traditions de AA describen el Octavo Paso como "el comienzo de las mejores relaciones personales con toda la gente que conocemos hasta donde nos sea posible".[1] Para empezar este Paso nos enfocamos en los momentos en que, sin lugar a duda, causamos daño.

¿Dónde en nuestras relaciones existen amargura, animosidad, miedo u hostilidad? ¿Quiénes son las personas que evitamos o resentimos? ¿A quiénes hemos amenazado, asustado o avergonzado? ¿A quiénes les hemos causado infelicidad, a propósito o sin querer? Estas preguntas pueden ayudarnos a explorar el daño que tal vez les hayamos causado a otras personas en el pasado.

Pero a medida que trabajamos en este Paso nos damos cuenta de que la palabra "daño" también tiene otros significados. Posiblemente queremos examinar también otras relaciones personales que están sin resolver, sea que le hayamos causado daño a alguien o no. ¿Hay cosas que están por resolver? Tenemos que reparar una ofensa o pedirle a alguien perdón o simplemente necesitamos hacer las paces con alguien? Podemos ver dónde hemos causado daño y dónde necesitamos aclarar las cosas y así crear una relación más sana.

A veces reparar una ofensa implica ser más respetuosa y honesta con alguien. Teniendo esto en cuenta, *podemos hacer una lista de todas las personas con quienes queremos ser honestas,* o sea una lista de reparaciones.

Tal vez usted quiera considerar también otras posibilidades. Por ejemplo, ¿es alguna de nuestras relaciones en particular el centro de nuestra vida? ¿Ha estado demasiado involucrada en la vida de otra persona? ¿Es infeliz con alguien pero tiene miedo de decírselo? ¿Hay relaciones que usted trata de controlar sutilmente? ¿En qué relaciones le es difícil ser honesta y abierta? ¿En qué aspectos se está dañando usted *a sí misma*?

Estas preguntas se resumen en una pregunta fundamental del Octavo Paso: *¿En qué relaciones personales no estoy siendo honesta conmigo misma?* De esta manera nos acercamos más a la intención de la frase, "las mejores relaciones posibles". Cuando enfocamos nuestras relaciones de una manera diferente en el presente, nos liberamos del pasado.

DIFERENTES GRADOS DE DAÑO

Desafortunadamente, le hacemos daño a la gente cuando bebemos alcohol, cuando usamos drogas o cuando comemos o compramos compulsivamente. Cuando una adicción controla nuestra vida, otras personas sufren.

Hay innumerables maneras en las que posiblemente hayamos dañado a otras personas. Nuestro deseo de tener más sexo, alcohol, amor, pastillas o comida puede motivarnos a hacer lo que sea posible para poder tener acceso a lo que queremos y tal vez eso incluye mentir, robar, engañar y comportarnos de una manera irresponsable e inconstante. A veces recurrimos al abuso físico y verbal cuando tenemos una resaca o cuando estamos sumamente tensas o simplemente frustradas porque no podemos conseguir lo que queremos. Todas estas conductas serán dañinas para la persona a la que van dirigidas.

Para Francesca fue fácil comprender lo que significaba la palabra "daño" en el Octavo Paso. Pudo ver claramente cómo había dañado a su familia con su alcoholismo. Cuando leyó todos los Pasos por primera vez en sus etapas iniciales de recuperación, el Octavo Paso fue el que más sentido tenía para ella.

Francesca recordó muchos incidentes en que había humillado y asustado a los miembros de su familia. Había avergonzado a su madre cuando llegó borracha a una celebración para el Cinco de Mayo en su vecindario. En otra ocasión, bebió hasta perder la consciencia, asustando a su hermana, quien no pudo despertarla. Cuando Francesca recordó estos incidentes, supo a quien poner en su lista del Octavo Paso.

Como Francesca, queremos reconocer el dolor que causamos pero también queremos estar conscientes de las otras maneras en que nuestras relaciones se han desequilibrado. Algunos de nuestros patrones quizás sean más sutiles que las conductas destructivas ya mencionadas pero los resultados son igualmente dañinos.

EXAGERANDO NUESTRA RESPONSABILIDAD

Cuando hacemos todo para otras personas, no les damos la oportunidad de tomar sus propias decisiones ni de hacer sus propios errores. Esto es especialmente dañino para los niños, quienes aprenden y crecen cuando tienen la oportunidad de asumir responsabilidad de sí mismos. Los adultos a nuestro alrededor también sufren cuando intentamos encargarnos de todo. Nuestro deseo de controlar puede crear conflictos para determinar quién tiene el poder y puede dejar que los demás se sientan incompetentes y poco apreciados. Es como si pensáramos que ellos no pueden cuidarse, o por lo menos, que no lo pueden hacer tan bien como nosotras.

Annemarie, quien estaba en recuperación por anorexia, estaba visitando a su hermano durante un largo fin de semana y decidió "ayudarlo" haciendo corte de su chequera, sin haberle pedido permiso. Cuando se lo dijo, Charles se puso furioso, diciendo que no era asunto suyo y que no respetaba su privacidad. Al principio Annemarie no entendió por qué Charles se había ofendido pero finalmente comprendió su punto de vista.

Al pensar en esta relación, Annemarie vio que los asuntos financieros de Charles no eran la responsabilidad de ella y que su comportamiento sólo lo alejaba. Suponía que actuaba en beneficio de él, pero en realidad sólo estaba aliviando su propia ansiedad con respecto a su situación económica al meterse en lo que no le importaba. Luego buscó este patrón de ser exageradamente responsable en otras áreas de su vida, y esto la ayudó a decidir a quién más poner en su lista de reparaciones de daños.

LA PASIVIDAD

Lois jugaba un papel pasivo en sus relaciones. Les llevaba la corriente a los demás. No podía tomar decisiones por sí misma ni participar activamente en su propia vida.

Por ejemplo, su esposo decidía dónde iban a vivir, cómo gastaban el dinero, adónde iban de vacaciones y cuándo recibían la visita de los parientes. Al principio él disfrutó el poder de tomar las decisiones pero poco a poco se cansó cuando se dio cuenta de que no quería tener una pareja tan sumisa.

Mientras más bebía Lois, más pasiva se volvía y esto era una carga injusta para sus amigos y familiares. Empezaron a sentirse resentidos porque ella no quiso asumir responsabilidad de sí misma.

Nuestros seres queridos seguramente se sentirán frustrados y enojados cuando esperamos que ellos nos cuiden y que tomen decisiones por nosotras. Los dañamos al darles demasiada responsabilidad.

LA AUSENCIA EMOCIONAL

Cuando nos alejamos emocionalmente de la gente que nos rodea, les obligamos a adivinar nuestros sentimientos, deseos y necesidades. Nuestra pareja, nuestros hijos y familiares quizás traten de complacernos y de hacer que salgamos de nosotras mismas y nosotras respondemos con indiferencia o desaprobación. Si hemos mantenido a la distancia a otras personas de esta manera, lo más probable es que se hayan sentido rechazadas y lastimadas, preguntándose qué han hecho para alejarnos así.

Mis propios hijos creían que los estaba castigando porque era tan distante e insensible con ellos. Se preguntaban qué habían hecho de malo y esto les bajó su autoestima. Ellos se culparon por el hecho de que yo me había alejado y fueron dañados por mi insensibilidad.

LA DESHONESTIDAD EMOCIONAL

La honestidad es a menudo el asunto más difícil en nuestras relaciones. Puesto que estamos tan deseosos de complacer a la gente y de mantener una relación, quizás seamos muy hábiles para esconder nuestros verdaderos sentimientos. A veces somos renuentes a hablar de las cosas que nos preocupan, fingiendo una sonrisa y que todo vaya bien cuando en el fondo estamos furiosas o lastimadas.

La deshonestidad emocional es distinta a la ausencia emocional. Cuando estamos distantes, estamos indiferentes a los asuntos de la

gente a nuestro alrededor. Cuando somos deshonestas emocionalmente, tal vez mostremos interés pero ejercemos un cuidadoso control sobre qué emociones revelamos y cómo las revelamos.

Ginger, una compradora compulsiva, es incapaz de mostrar sus
verdaderos sentimientos en su relación con su hija, Robin, de
dieciséis años. Ginger está enojada porque Robin está faltando a sus
clases, robando en las tiendas y mintiendo sobre sus actividades.
Pero Ginger tiene miedo de perder a Robin si habla honestamente
sobre sus sentimientos. Ginger le ha impuesto ciertas reglas pero
Robin la amenaza diciendo que se va a ir con su novio.

Ginger trata de guardar las apariencias de una madre permisiva
sin hacer ningún esfuerzo para poner límites con su hija. Pero está
reprimiendo su frustración y enojo para disminuir el conflicto.
Trata de convencerse de que no siente el enojo y como resultado
está ansiosa y deprimida.

Usted probablemente se ha dicho cosas semejantes. Tal vez se ha
convencido de que no importa que su madre constantemente cri-
tique su apariencia o que uno de sus amigos comparta información
confidencial sobre usted con otras personas. Usted trata de ignorar
estos incidentes y nunca se lo comenta a su madre ni a su amigo.
No obstante, sus emociones la comen por dentro, creando tensión
en sus relaciones con estas personas.

¿Cómo causan daño estas mentiras de omisión? ¿Cómo
dañamos a los demás cuando no permitimos que vean nuestra
decepción, miedo o enojo? ¿Qué pasa en nuestras relaciones cuando no hablamos nuestra verdad?

Los demás piensan (equivocadamente) que están relacionándose
con nosotras pero estamos escondiendo nuestro verdadero ser.
Cuando nos ocultamos, nuestros amigos y familia no tienen la
oportunidad de tener una relación genuina con nosotras tal y como

somos. Es injusto tanto para nosotras como para los demás cuando censuramos nuestras verdaderas emociones y fingimos ser alguien que no somos.

La deshonestidad provoca también que los demás sean deshonestos con nosotras. Es difícil que una persona sea honesta en una relación cuando la otra está intentando evitar conflicto en todo momento. Nuestra deshonestidad emocional crea una atmósfera de desconfianza y confusión que no es sano para nadie.

Hay un tema recurrente en todos estos "daños": creemos (equivocadamente) que tenemos control sobre nuestras relaciones. Utilizamos estas conductas para influir sobre las situaciones y para que salgan como queremos, y en este proceso dañamos a los demás y a nosotras mismas, saboteando la oportunidad de tener relaciones personales honestas.

LA TENDENCIA EXCESIVA A PEDIR PERDÓN

Ahora que tenemos una mejor idea sobre los tipos de daños que quizás hayamos causado, podemos empezar a crear nuestra lista. Pero hay que tener cuidado porque las mujeres, sobre todo, pueden excederse en el Octavo Paso.

Cuando Eve escribió su primera lista de reparaciones, incluía más de ciento veinte nombres. Estaba lista para responsabilizarse de todo, de toda la tensión y la infelicidad en cada una de sus relaciones. Eve es un ejemplo perfecto que muestra hasta qué punto las mujeres pueden llegar para aceptar la culpa de todas las dificultades que se presentan en una relación.

En una junta de AA, Eve compartió con orgullo lo larga y detallada que era su lista del Octavo Paso. Cuando terminó la junta, una mujer mayor la llevó a un lado y le sugirió que su lista probablemente era demasiado larga. "Usted sabe a quién *realmente* ha dañado", dijo la mujer. "Probablemente no eran cien personas". Al principio Eve quería ignorar las observaciones de la mujer pero pronto todo quedó claro.

"Ella tenía razón. Mi siguiente lista fue mucho más corta, sólo unas cuantas personas importantes", dice Eve. Me di cuenta de que una lista larga me distraía de las relaciones más dolorosas y difíciles y de las reparaciones que tenía que hacer".

Cuando lo que nos importa es escribir la lista de reparaciones más compleja en la historia de la recuperación, corremos el riesgo de disminuir el poder de este Paso. Cuando creemos que tenemos que pedir perdón por todo, no podemos enfocarnos en las relaciones que más requieren nuestra atención.

¡Qué listas y dispuestas están las mujeres a pedir perdón! El Octavo Paso seguramente provocará todas las tendencias a pedir perdón que tengamos. Puede ser que realmente debemos pedirles perdón a ciertas personas pero antes de escribir un nombre en la lista debemos considerar lo siguiente: ¿Qué me motiva para pedir perdón? ¿Es que estaba equivocada yo y quiero rectificar de mi error? ¿O es que tengo un motivo diferente?

Tal vez pedimos perdón pensando que no tenemos que cambiar nuestra conducta. Una mujer llamó a su terapeuta para decirle, "Mi madrina me dice que debo reparar daños con usted porque le debo dinero. Por lo tanto, siento mucho no haberle pagado". ¡Y nunca le dio el dinero! El decir "Lo siento" no es el punto. El estar dispuesta a reparar daños significa estar lista para enmendar lo que sea necesario.

A menudo esperamos que nuestra disculpa reduzca la ansiedad y el conflicto de una relación. Pensamos que si pedimos disculpas o si le damos la razón a la otra persona, la relación puede seguir con menos problemas. Pero como vimos en el caso de Ginger, *el problema vive dentro de nosotras* hasta que encontramos una manera de reconocer y aceptar nuestros sentimientos. Tal vez por fuera la relación parece ir bien, pero el trastorno emocional interior es el resultado de la deshonestidad emocional y el deseo de asumir demasiada responsabilidad.

LA RESPONSABILIDAD COMPARTIDA

En el Octavo Paso *es esencial que las mujeres también responsabilicen a los demás.* En la literatura de AA, se nos advierte que no debemos culpar a los demás ni hablar excesivamente de los males que nos han hecho. Pero esto no significa que queramos olvidar completamente las cosas que han hecho los demás. Queremos recordar e identificar claramente los eventos del pasado.

Como señala mi amiga Ruth, *compartimos* la responsabilidad por el daño que se hace en una relación. Para ella, hacemos el Octavo Paso asumiendo nuestra responsabilidad por los hechos *sin quitarle importancia* al papel que *otra persona ha jugado*. Teniendo esto en cuenta, podemos mantener una perspectiva clara sobre el Octavo Paso.

Cuando asumimos nuestra responsabilidad, tal vez olvidemos o disminuyamos la responsabilidad de la otra persona. O posiblemente pensemos que provocamos o causamos la conducta violenta o dañina de otra persona. La clave es la honestidad sobre el papel de cada persona en la relación. Cuando somos honestas, abrimos paso a que nuestro conocimiento interior nos indique en qué momento pedir una disculpa o hacer una reparación de daños.

La madrina de Elena repasó con ella su lista de reparaciones y la ayudó a ver dónde *no* necesitaba hacerlas. Había gente en su lista que le había hecho graves daños a Elena, traicionándola y abusándo de ella física y verbalmente, pero *ella* se sintió responsable de lo que había ocurrido. Creía que de alguna manera ella había provocado el abuso.

"Mi madrina me hizo ver que me habían tratado mal y que no me merecía ese tipo de trato", dice Elena. "Fue muy curativo desprenderme de sentirme responsable de la conducta abusiva de otras personas".

Antes de aceptar toda la culpa, necesitamos detenernos y preguntarnos, ¿Qué papel tuve yo en esta relación difícil? ¿Qué papel tuvo la otra persona? Igual que Elena, tal vez descubramos que otras personas también son responsables de las cosas o que parte de la responsabilidad es nuestra y que parte es suya. Podemos dejar de analizar lo que hicimos nosotras para causar que la relación saliera mal. En algunos casos "corregir los errores" quizás significa desprenderse de todo. Tal vez sea el momento de dejar de "componer" la relación y reconocer el dolor o la dificultad.

INCLUYÉNDONOS A NOSOTRAS MISMAS EN LA LISTA

Frecuentemente se dice entre la gente que está en recuperación que debemos incluirnos a nosotras mismas en la lista de reparaciones de daños. Sin lugar a duda, nos hemos hecho daño a nosotras mismas de vez en cuando, y tal vez más profundamente de lo que pensamos.

Nos hemos hecho daño bebiendo alcohol o usando drogas. Cuando estamos fuera de control, no actuamos de acuerdo con nuestros propios valores y nos ponemos en situaciones peligrosas o dañinas. Hacemos cosas que nunca queríamos ni pensábamos hacer. Cuando nos tratamos mal a nosotras mismas, empezamos a creer que no somos dignas de algo mejor.

Recordemos a Constance, quien se sentía tan avergonzada de su conducta sexual que no pudo hacer el Cuarto ni el Quinto Paso hasta que llevaba varios años de sobriedad. Hannah también se criticaba de la misma manera porque el comer compulsivamente la dejó entumecida emocionalmente, y eso causó que no enfrentara la fea realidad de vivir con una pareja que era alcohólica. Lavonne pagaba la piedra que consumía trabajando de prostituta y sufrió una profunda humillación cuando le quitaron a sus hijos. En todos estos casos estas mujeres habían dañado su autoestima y sufrieron graves consecuencias. Se sintieron avergonzadas y degradadas por su conducta descontrolada.

Tener relaciones interpersonales sanas es imposible cuando estamos bebiendo alcohol, tomando drogas o cuando tenemos otras conductas compulsivas. Y cuando nos sentimos aisladas en nuestras relaciones, nos sentimos también despreciables y heridas. Como resultado, alejamos más a la gente y quedamos aun más solas y aisladas que antes.

Las conductas y patrones que son dañinos y destructivos para nuestras relaciones también lo son para nosotras. Nos hacemos daño cuando nos contentamos con menos de lo que queremos o merecemos. Y sin duda nos herimos cuando creemos que somos responsables de la conducta abusiva de otras personas. Cuando negamos o le quitamos importancia al abuso, estamos diciendo que no somos dignas de que la gente nos crea ni dignas de que nos traten cariñosamente.

Las mujeres se hacen daño de muchas otras formas también.

Desafortunadamente nos tratamos severa e injustamente a nosotras mismas en una variedad de maneras. Quizás odiemos nuestro cuerpo y nuestra apariencia. Tal vez nos regañemos por no progresar más rápidamente en nuestra recuperación. Esperamos ser perfectas y nos criticamos sin piedad cuando no lo somos.

La próxima vez que usted se diga que no vale nada, que está perdida, neurótica o culpable, piense en cómo se sentiría otra mujer si usted le hiciera los mismos comentarios a ella. Necesitaría reparar el daño que le hizo por criticarla tan severamente. ¿Por qué no se trata a sí misma con la misma consideración? Ponga su propio nombre en su lista de reparaciones de daños del Octavo Paso y empiece una relación más sana consigo misma.

SENCILLO PERO NO FÁCIL

Hacer una lista de reparaciones tal vez parezca una actividad fácil pero implica mucho. Además de descubrir nuestra verdadera responsabilidad en cada situación, puede ser doloroso pensar en nuestras relaciones. Nos puede causar tristeza o molestia el recordar eventos pasados.

Para Constance, el Octavo Paso fue difícil porque tuvo que reconocer cosas del pasado que no podía cambiar. Fue una etapa de pena y lágrimas. Estaba particularmente triste por una relación romántica que perdió después de diez años. Se arrepintió de las cosas que había hecho que contribuyeron a la separación y quería volver al pasado para deshacer lo que había hecho. El Octavo Paso le permitió sentir su tristeza, llorar la pérdida y perdonarse como no lo había hecho antes.

La experiencia de Mary Lynn fue parecida. Su madre se volvió discapacitada cuando Mary Lynn era niña. Debido a que su madre no podía cuidarla, Mary Lynn se resintió con ella durante la mayor parte de su vida. Al tomar en cuenta esta relación en el Octavo Paso, se dio cuenta de que nadie le podría dar el cuidado maternal que siempre quería. Desprendiéndose del pasado, lloró la pérdida de la relación madre-hija que tanto deseaba tener.

Si le parece difícil explorar sus relaciones en el Octavo Paso, recuerde que puede explorarlas una por una. Vaya despacio y recuerde todo lo que ha aprendido de los Pasos anteriores: una presencia espiritual la acepta tal como es; no tiene que ser perfecta; puede pedir y recibir ayuda compasiva.

Es una buena idea buscar apoyo de otras mujeres mientras hace este Paso, sobre todo de mujeres que se hayan encontrado es situaciones similares a las suyas. Si le es doloroso pensar en su relación con sus hijos, tal vez sea útil buscar el apoyo de otra mujer que tenga hijos. Si tiene una historia de abuso sexual, busque a otras mujeres que compartan su experiencia.

Una sugerencia: Asegúrese de encontrar a alguien que reconozca que el daño es una responsabilidad *compartida*. Algunas personas que están en programas de recuperación resisten la sugerencia de responsabilizar a otras personas del daño que nos han causado. Tradicionalmente en AA, se dice que dejemos a un lado las acciones de la otra persona y que "barramos nuestro lado de la banqueta".[3]

Pero cuando no responsabilizamos a los demás, es fácil creer que nosotras causamos o provocamos la conducta de la otra persona, o peor aun, que merecemos el abuso que recibimos. A veces es más fácil decir, "Lo siento", que decir "No me gusta lo que hiciste y reaccioné de esta manera. Espero que podamos mejorar nuestra relación. Y te diré lo que estoy dispuesta a hacer".

Desde luego, tenemos que asumir responsabilidad nosotras

cuando sí tenemos la culpa. Pero es importante también reconocer cuando no la tenemos. Podemos contar con la gente que nos apoya incondicionalmente mientras exploramos cada relación y descubrimos este equilibrio nosotras mismas.

EL ARTE DE PONERSE EN DISPOSICIÓN

Hacer una lista de reparaciones es sólo el comienzo del Octavo Paso. Ponerse en disposición es el siguiente paso. Ponerse en disposición tiene que ver con buscar verdad y claridad con respecto a nuestras relaciones. Con esta sabiduría, podemos empezar a corregir los errores y relacionarnos con la vida de una nueva manera.

Yo aplacé el Octavo Paso porque me preocupaba reparar daños. ¿Cómo iba a acercarme a la gente que estaba en mi lista? Afortunadamente, mi madrina me recordó de la disposición: el Octavo Paso me pide que me ponga en disposición. No tengo que preocuparme de reparar daños (el siguiente Paso) hasta que esté lista.

¿Cómo desarrollamos la disposición? Lo hacemos de la misma manera en que "estuvimos dispuestas" de desprendernos de nuestros viejos patrones en el Sexto Paso. Igual que examinamos cada patrón en el Sexto Paso y nos preguntamos lo que impedía que renunciáramos a él, en el Octavo Paso podemos mirar cada nombre que está en nuestra lista de reparaciones y preguntar, ¿Qué me impide eliminar la negatividad en esta relación?

Posiblemente usted descubra que nada le está impidiendo con algunas personas de su lista y que está lista para seguir adelante y reparar los daños. Pero cuando piensa en ser más honesta y abierta con otras personas, quizás sienta ansiedad, temor o verdadero pánico. Si reacciona de esta manera, sea compasiva consigo misma. Confíe en que a medida que tenga más honestidad y claridad, su conocimiento interior la guiará en el proceso de hacer las paces con cada persona.

Haga una pausa y hágase algunas preguntas: ¿Hay un viejo patrón que impida que yo sea honesta en esta relación? ¿Es que estoy todavía tratando de complacer a la gente o de comportarme de una manera que interfiera con una relación honesta? Si la respuesta es afirmativa, repase de nuevo los Sexto y Séptimo Pasos. O tal vez convenga volver al Cuarto Paso para ver si algo falta en su inventario moral.

Si no está dispuesta a reparar daños con una persona en particular, espere un tiempo. Siga con las reparaciones que sí puede hacer y tenga paciencia en cuanto a las demás. Llegará el momento. Quizás encuentre que después de reparar daños más fáciles, en el Noveno Paso estará más dispuesta a reparar daños que en este momento parecen imposibles.

En el Octavo Paso, mantenemos una mente abierta. Necesitamos tiempo para aprender más de nosotras mismas. Los retos que enfrentamos en el Octavo Paso nos llevan a un entendimiento más profundo de nosotras mismas y nos preparan para tener una nueva forma de relacionarnos en el mundo.

Noveno Paso

Reparamos directamente a cuántos nos fue posible el daño que les habíamos causado, salvo en aquellos casos en que el hacerlo perjudicaría a ellos mismos o a otros.

EL NOVENO PASO NOS lleva al presente. Nos pide que tomemos acción con lo que aprendimos en el Octavo Paso. La mayoría de nosotras al considerar el Noveno Paso nos preguntamos cómo vamos a poder hacerlo. Generalmente podemos pensar en por lo menos una o dos personas y en eventos pasados, quizás varios, que preferiríamos olvidar o evitar. Tal vez nos sintamos vulnerables y asustadas, dudando que podamos ser honestas con las personas a quienes más necesitamos acercarnos.

En algunos de los Pasos anteriores aprendimos que el miedo no tiene que impedir que sigamos adelante. Si esperamos hasta que ya no tengamos miedo, puede ser que tengamos que esperar mucho tiempo antes de poder hacer las reparaciones. En vez de hacer esto, podemos usar los recursos interiores y exteriores que hemos adquirido en nuestra recuperación para encontrar el valor para actuar ante el miedo. Los otros Pasos son la base que nos apoyan para hacer las reparaciones del Noveno Paso.

¿Qué significa reparar daños con otra persona? Significa asumir responsabilidad por lo que usted hace en una relación. La palabra *responsabilidad* se refiere a la capacidad de responder de una forma apropiada. Al hacerlo usted crea esperanza en la relación, la posibilidad de esperar algo nuevo, tanto para usted como para la otra persona. Hasta puede encontrar que sus "enemigos" se vuelven sus amigos.

Para empezar a reparar daños, mire cada nombre en su lista y decida lo que tiene que hacer para crear de nuevo la mejor relación posible con esa persona. En algunos casos un diálogo directo puede ser la mejor opción. En otros casos puede practicar nuevas conductas. Sus reparaciones pueden ser tan sencillas como adoptar una nueva actitud hacia una persona en su lista. O tal vez signifique excluir a una persona de su vida. Cada situación es única; no hay dos reparaciones que sean iguales.

LIMPIANDO EL PASADO

A veces reparar daños significa pedirle perdón directamente a alguien o arrepentirse de algo que hemos hecho. A menudo hemos dañado a otras personas y nuestras relaciones con ellas en nuestro camino desenfrenado por saciar nuestras obsesiones. En el Octavo Paso identificamos a la gente que habíamos dañado, sea por haberlos avergonzado, amenazado o asustado directamente o por haber intentado controlarlos indirectamente. Ahora tenemos la oportunidad de renovar estas relaciones.

Natalie reparó daños con su novio por su conducta descontrolada cuando bebía alcohol, lo cual le había preocupado mucho a él. "El sintió alivio al oír que yo asumía responsabilidad de mis acciones y estaba agradecido al saber que él no tenía la culpa", dice Natalie. Ahora los dos estamos de acuerdo en que yo soy responsable de mi propia conducta".

Muchas de nosotras tenemos que hacer reparaciones financieras si hemos robado dinero o adquirido cosas de una forma deshonesta.

Jackie, quien compraba compulsivamente y tenía grandes deudas, envió pagos anónimos a los negocios donde había robado cosas o donde había usado la tarjeta de crédito de otra persona para comprar ropa o muebles. Otras mujeres les han devuelto dinero a sus jefes por artículos que habían robado. Una mujer devolvió una gran cantidad de dinero que había recibido por un proyecto que nunca había terminado. El Noveno Paso nos da la oportunidad de hacer una restitución al devolver dinero que debemos y de ser responsables en cuanto a las finanzas.

Algunas reparaciones son simbólicas. A veces no podemos hablar con alguien que está en nuestra lista ni visitar a esa persona. A menudo perdemos contacto con la gente porque se muda o tal vez se haya muerto, lo cual hace que sea imposible reparar daños. O posiblemente debemos reparar daños con una institución, como una iglesia o la corte, porque hemos sido deshonestas o irrespetuosas. Natalie, por ejemplo, mintió sobre su estatus económico para recibir ayuda financiera en la universidad. ¿Cómo reparamos daños es estos casos?

Si no podemos ir directamente con la persona a quien hemos dañado, podemos hacer un acto de generosidad: donar dinero a una organización caritativa, plantar un árbol, escribir un poema u otra cosa que nos permita poner las cosas en orden y tener de nuevo un equilibrio. Natalie donó dinero a un fondo para becas. Constance, cuyo padre había muerto, le escribió una carta y se la leyó a su madrina.

Mi amiga Grace valora mucho estas reparaciones simbólicas. "Nuestro deseo de curarnos o de tener paz en una relación es profundo, aun cuando no podemos hacerlo directamente", dice ella. "Para mí, reparar daños simbólicamente es como si borrara mis huellas y volviera al equilibrio".

VIVIENDO LAS REPARACIONES

Generalmente cuando reparamos daños directa y honestamente, lo hacemos mediante una disculpa verbal o una acción directa. Pero a veces continuar con cambios en nuestra manera de ser es más apropiado. Reparar daños significa poner las cosas en orden y hacer las paces con otra persona. ¿Cuáles son los pasos que podemos tomar para devolver el equilibrio a nuestras relaciones? Quizás decidimos simplemente tratar a alguien con más respeto o bondad de lo que hemos hecho en el pasado.

Eve pensaba que jamás podría reparar daños con su ex esposo. Finalmente se dio cuenta de que no necesitaba reunirse formalmente con él para discutir su relación. En vez de hacer esto, hizo su reparación de daños cambiando su forma de relacionarse con él. En vez de criticarlo constantemente, lo trata con respeto y también respeta el acuerdo que tienen acerca de las visitas con los hijos. Para la gran admiración de Eve, su ex esposo a su vez se muestra más cooperativo también.

De la misma manera, Lois empezó a conversar informalmente con gente de su trabajo que había evitado durante años. No le parecía necesario hacer reparaciones formales por su descortesía pero quería ser más cortés con ellos. Ahora saluda o conversa amistosamente con gente que evitaba a propósito en el pasado.

Elena hizo reparación de daños con sus dos hermanos. Estuvo con ellos cuando su madre se murió y decidió de una manera consciente dejar que sus hermanos tuvieran sus propias maneras de reaccionar sin tratar de cuidarlos ni cambiarlos. Para sus hermanos era difícil expresar sus sentimientos acerca de la condición de su madre. Elena habría preferido que hablaran abiertamente sobre lo que pasaba y que se apoyaran unos a otros, pero reconoció el derecho que tenían sus hermanos de llorar la pérdida a su propia manera. Pensaba que su actitud de aceptación era la reparación más amorosa que podía haber hecho.

Muchas mujeres hablan de hacer su reparación de daños con sus hijos siendo mejores madres y siendo más atentas, consistentes y maduras con ellos.

Elena, por ejemplo, se dio cuenta de que había empezado a reparar daños con su hija de cinco años cuando su maestra comentó que la niña se había puesto mucho más relajada y tranquila. Elena no había hecho reparaciones directas con su hija pero había empezado a pasar más tiempo con ella y a actuar con ella de una manera más sana. De hecho, mientras mejor era la vida emocional de Elena y a medida que se ponía menos ansiosa y voluble, menos ansiosa se ponía su hija.

Muchas de nosotras les pedimos perdón a nuestros hijos por las cosas que hemos o no hemos hecho pero las palabras son sólo una parte de las reparaciones. El poder de reparar daños está en el cambio en nuestras acciones, las cuales confirman nuestras palabras. Las palabras de disculpa o las explicaciones no tienen significado (sobre todo si los niños son muy jóvenes) si nuestras acciones no corresponden a nuestras palabras.

CONSIDERANDO NUESTROS MOTIVOS

Las reparaciones tienen como propósito limpiar los "escombros del pasado".[1] Antes de proceder con nuestras reparaciones, necesitamos reflexionar con cuidado sobre *por qué* queremos reparar daños con alguien.

En el Octavo Paso hablamos de cómo las mujeres frecuentemente se sienten obligadas a pedir perdón y le aconsejo que siga teniendo esto en cuenta. ¿Quiere reparar daños porque realmente debe pedir perdón, o es que está tratando de controlar una relación difícil, cediendo o aceptando la culpa? ¿Es su disculpa una estrategia para ganar aceptación o amor de otra persona? ¿Está esperando que la otra persona se sienta culpable o compasiva, o que quiera reparar daños con usted también?

Aun si usted está honestamente reparando su conducta, mire profundamente dentro de sí misma para ver si realmente lo que espera es una respuesta específica de la otra persona. Los motivos escondidos pueden afectar la manera en que repara daños y pueden aumentar los escombros que usted espera limpiar. Por ejemplo, puede admitirle a una amiga que ha sido sarcástica con ella pero se lo puede decir de muchas formas diferentes. Si en el fondo quiere desahogarse del enojo, comunicará enojo en sus reparaciones. Por ejemplo, puede decir, "Me he dado cuenta de que a menudo soy sarcástica contigo cuando estás teniendo lástima de ti misma". Esta declaración quizás describa honestamente su conducta pero también insulta a su amiga. Tal vez sea más constructivo decir, "Sé que he sido sarcástica contigo y generalmente lo hago cuando tengo miedo de decir cómo realmente me siento. Quisiera ser más honesta y aun cuando no lo pueda ser, intentaré evitar ser sarcástica para mostrar lo que siento".

Queremos ser honestas al reparar los daños, pero podemos decidir *cómo* vamos a ser honestas. El propósito de las reparaciones es hacer que nuestras relaciones vuelvan a ser equilibradas, de poner las cosas en orden y no de dañarlas más. En las juntas de Doce Pasos frecuentemente se menciona que la honestidad sin la sensibilidad es brutal. Nuestros motivos más profundos determinarán la manera en que decimos la verdad.

Es útil detenerse y pensar en lo que queremos lograr en nuestras reparaciones del Noveno Paso. ¿Tenemos un motivo escondido? ¿Qué creemos que va a pasar? Si nos preocupamos demasiado sobre la respuesta de la otra persona (si estará agradecida, enojada o triste), perderemos de vista la verdadera intención de este Paso: la de enfocarnos en *nuestra* responsabilidad en la relación. ¿Qué podemos decir o hacer nosotras para asumir nuestra responsabilidad en la relación?

DESPRENDIÉNDONOS DE LOS RESULTADOS

En el Noveno Paso nuestra única obligación es tomar la acción que creemos apropiada y desprendernos del resultado. En realidad, *no tenemos control sobre la respuesta ni la reacción* de la otra persona cuando reparamos daños. Hacemos lo que podemos para poner las cosas en orden en la relación y nos derrotamos ante el resultado.

Una mujer tenía que reparar daños financieros con su ex esposo. El le había dado demasiado dinero para la manutención de los hijos y ella le debía una gran cantidad de dinero. Al principio no quiso decírselo pero con el paso del tiempo, aumentó su culpa. Finalmente, aceptó su responsabilidad de devolverle el dinero que le debía. Cuando ella quiso reparar el daño ofreciéndole el dinero, él se puso furioso de que ella pensara que él se había equivocado. No quiso aceptar el dinero que ella le ofrecía.

No podemos saber de antemano cómo la gente va a responder a nuestros intentos de reparar daños. Quizás los acepten con amor y alivio o tal vez las ignoren o las menosprecien, o posiblemente se pongan arrogantes y enojados porque por fin, hemos admitido lo que ellos sospechaban de nosotras desde el principio. Pero si somos honestas y abiertas y si tenemos claridad sobre nuestra responsabilidad en una relación, entonces hemos cumplido con nuestro deber de poner las cosas en orden.

Una de las primeras reparaciones que Ruth incluyó fue una visita a las personas que habían dado una fiesta en su honor. Al final de esa fiesta Ruth perdió la consciencia y al salir los otros invitados tuvieron que caminar por encima de dónde ella estaba tirada en el piso. Los anfitriones estaban contentísimos de saber que Ruth por fin había alcanzado la sobriedad. Se habían preocupado por ella y aceptaron sus reparaciones con buen humor y compasión. Todos se rieron a carcajadas pensando en el absurdo de su última borrachera.

Elena, en cambio, encontró que la gente no es siempre tan receptiva a las reparaciones. Cuando se acercó a su hermana menor para admitir cómo en años anteriores la había involucrado en algunas situaciones sexuales comprometedoras, su hermana no quiso hablar de ello. "Ella dijo que no tenía gran importancia y no quiso sentarse para escucharme tranquilamente", recuerda Elena.

Pero Elena está feliz de haber abierto el corazón con su hermana. "Por lo menos ella sabe que yo estoy consciente del daño que le hice", dice. "Espero que llegue el momento en que podamos hablarlo. A veces es difícil aceptar que el pasado no se resuelva tan rápido como quisiera".

Sólo podemos asumir nuestra responsabilidad a la hora de hacer reparaciones. A veces actuaremos con las mejores intenciones sin recibir una respuesta. De todos modos, hacemos el esfuerzo. Ofrecemos honestidad y claridad y nos desprendemos de los resultados.

PERJUDICANDO A LOS DEMÁS

El Noveno Paso dice que reparamos los daños que hemos causado "salvo en aquellos casos en que el hacerlo perjudicaría a ellos mismos o a otros". ¿Cómo pueden perjudicar las reparaciones? Cuando los autores de los Doce Pasos escribieron el Noveno Paso, les preocupaba que con tantos esfuerzos de ser "brutalmente honestas", tal vez revelemos incidentes o indiscreciones que sería mejor no mencionar.

Si ha tenido una aventura amorosa con un hombre casado y su esposa no lo sabe, sólo va a herir a la esposa si se lo confiesa a ella. Si ha dicho cosas crueles sobre un compañero de trabajo a su jefe, su compañero probablemente se sentiría herido si se las dijera a él. Tal vez sea mejor reparar daños con su jefe en vez de pedir perdón a su compañero de trabajo. Así entendemos el consejo de no perjudicar a los demás.

Las que tenemos hijos necesitamos tener cuidado de no dañarlos con nuestras reparaciones. Tal vez queramos reconocer todo lo que hemos hecho mal como su madre. Pero antes de hacerlo, tenemos que preguntarnos quién va a beneficiarse de eso. Tal vez sintamos alivio de nuestra culpa, que nos come por dentro, pero también podemos correr el riesgo de agobiar a nuestros hijos con información. Ellos se beneficiarán más si hacemos reparaciones generales (menos específicas) y si *actuamos* de una manera más amorosa y considerada con ellos.

Hay un momento apropiado para desprendernos de la culpa y cada una de nosotras lo descubrirá por su cuenta. En una junta de Al-Anon, una mujer compartió que su madre, quien era alcohólica en recuperación, todavía estaba reparando daños con ella por cosas que habían sucedido muchos años antes. La hija estaba lista para perdonarla y seguir adelante pero su madre no podía desprenderse y aceptar que no podía cambiar su conducta del pasado. Las reparaciones infinitas de la madre *interferían* con su relación con su hija. La hija sentía la carga del arrepentimiento y el remordimiento de su madre y se preguntaba cómo podía convencerla que la había perdonado.

Con mis propios hijos trato de intuir cuándo estoy disculpándome demasiado. Estoy aprendiendo a respetar sus límites, sabiendo que si no lo hago, corro el riesgo de ponerlos en una situación difícil: que ellos me cuiden cuando me estoy sintiendo culpable.

A veces encontramos que la gente reacciona de una manera muy fuerte cuando reparamos daños con ellos. Cuando ocurre esto, debemos tener cuidado al entender la palabra "perjudicar". El que alguien esté sentido o que tenga una reacción fuerte no significa necesariamente que hayamos perjudicado a esa persona. Es especialmente importante que las mujeres recuerden esto, ya que a menudo nos importa demasiado complacer a los demás. Es posible enfocarnos demasiado en la posibilidad de perjudicar a alguien y olvidar que las emociones "negativas" quizás sean una reacción normal a nuestras reparaciones. De hecho, puede ser que nos curemos y abramos el corazón aun más si trabajamos con el enojo y la tristeza que surgen.

RESPETANDO LOS SENTIMIENTOS DE LOS DEMÁS Y LOS NUESTROS

A veces nuestras reparaciones provocan recuerdos desagradables del pasado. Si ocurre esto, debemos ser compasivas y esperar. Tal vez los otros no están todavía listos para oír lo que tenemos que decirles.

Mary Lynn quería reparar daños con sus padres. Cuando era adolescente y era adicta al alcohol y a las drogas, pasó por una etapa terrible de conducta auto destructiva. Sus padres la mandaron a una institución a la edad de dieciséis años. Mary Lynn encontró que era doloroso para su familia hablar de este tiempo traumático. Esperó diez años hasta que su familia por fin pudo hablar de esos eventos tan dolorosos y aceptar sus reparaciones.

Cuando estuvieron listos, el padre de Mary Lynn le dijo que se había sentido impotente y aterrorizado al ver que su hija se estaba matando con el alcohol y los narcóticos. Ella entonces conoció los aspectos vulnerables y compasivos de su padre, los cuales jamás había visto antes. Mary Lynn se había sentido incómoda esperando tanto tiempo para reparar estos daños, pero después comprendió por qué sus padres no estaban dispuestos a hablar del pasado. La experiencia aumentó el amor y el respeto que les tenía. Además, una relación más honesta empezó a desarrollarse entre ellos.

A veces nuestras reparaciones definen el pasado de otra manera. Cuando nuestras reparaciones nos piden que seamos honestas sobre nuestros sentimientos, quizás tengamos que encontrar el balance tan delicado entre los sentimientos de los demás y los nuestros.

Por ejemplo, si hemos pasado años siendo deshonestas emocional-mente, ocultando nuestros sentimientos, quizás podamos reparar daños diciendo nuestra verdad o pidiendo lo que necesitamos. La gente a nuestro alrededor tal vez no reciba bien este cambio.

El reparar daños con nuestra familia quizás implica decir que no, cuando no queremos hacer algo que se nos encarga, o si no queremos preparar la comida o lavar la ropa cuando alguien nos lo pide. Si siempre hemos accedido para complacer a los demás, nuestros familiares tal vez se enojen o se disgusten cuando ponemos límites.

Tal vez nuestra conducta les moleste a nuestra pareja o a nuestros hijos pero sus protestas no quieren decir que les estemos causando daño, ni que sus sentimientos sean más importantes que los nuestros. Si intentamos hacer las paces y seguimos fingiendo que estamos satisfechas con nuestro papel, corremos el riesgo de continuar también la deshonestidad emocional que creó la necesidad de reparar daños.

El ser honesta y poner límites a menudo significa trabajar con el conflicto. Es natural resistir el cambio cuando empezamos a redefinir nuestro papel en una relación. Podemos reconocer respetuosamente los miedos de la gente a nuestro alrededor mientras renovamos y recreamos nuestras relaciones en el presente al reparar daños.

REPARANDO DAÑOS CON NOSOTRAS MISMAS

El habernos incluido en la lista de reparaciones del Octavo Paso nos da la oportunidad de empezar a reparar daños con nosotras mismas. De hecho, nuestra recuperación es la manera que reparamos daños con nosotras mismas. Alcanzar la sobriedad y la abstinencia, trabajar con los Pasos y darnos a nosotras mismas una oportunidad para vivir de otra manera son las cosas que empiezan a reparar el daño que hemos causado a nuestra autoestima, a nuestro cuerpo y a nuestras relaciones.

Participar en nuestra recuperación es la única forma en que reparamos daños con nosotras mismas. Si nos criticamos constantemente, tal vez sea buena idea decirnos mensajes positivos. O tal vez podemos practicar la auto aceptación *observando* nuestras acciones en vez de *juzgarlas*. Por ejemplo, puedo observar, "Estoy empezando a comportarme de una manera tímida e impotente para llamar la atención", en vez de juzgarme diciendo, "¡Otra vez con esto! ¿Cuándo voy a comportarme como una persona normal?" Cuando recordamos que no tenemos que ser perfectas y que nos podemos dar el lujo de cometer errores, reparamos daños con nosotras mismas.

Muchas de nosotras hemos dañado nuestro cuerpo durante años poniéndonos a dieta constantemente, bebiendo demasiado, tomando drogas o sometiéndonos al estrés crónico. Nuestros cuerpos han sufrido muchos abusos y necesitan atención especial para volver a ser sanos y fuertes. Podemos reparar daños tratando nuestrs cuerpo con un nuevo respeto; podemos comer bien, hacer ejercicio y descansar lo suficiente.

Muchas de nosotras estamos avergonzadas de nuestro cuerpo. Por lo tanto, bloqueamos nuestra vergüenza con nuestra droga preferida, o nos privamos de comida, purgamos, o tomamos píldoras para perder peso con la intención de reparar. De cualquier forma nos hacemos daño tratando de tener el cuerpo ideal y nos sentimos deprimidas y ansiosas cuando nuestro cuerpo no es "perfecto". El reparar daños con nosotras mismas tal vez signifique aceptar nuestro cuerpo tal como es en vez de suponer que es defectuoso e inadecuado.

Para algunas de nosotras, el reparar daños implica tener más disciplina, es decir, pagar las cuentas a tiempo o cumplir con los compromisos. Cuando nos comportamos de una manera responsable, nuestra vida se vuelve más fácil. Para otras, quizás signifique relajarse más, permitiéndonos el lujo de dejar incompletos algunos proyectos. Si somos súper responsables, tal vez estemos mucho más felices si nos damos permiso para hacer menos. Yo aprendí esa lección al reparar daños conmigo misma: me podía cuidar mejor desprendiéndome de la necesidad de hacer siempre lo mejor y lo más posible.

Tener una vida gobernable, cuidar bien nuestro cuerpo y participar en nuestra recuperación son las reparaciones que debemos hacer con nosotras mismas.

UNA NUEVA LIBERTAD Y UNA NUEVA FELICIDAD

Cuando empezamos a reparar daños, quizás nos sintamos agobiadas. El Noveno Paso requiere valor y esfuerzo. Pero según el Libro Grande de AA, "vamos a conocer una nueva libertad y una nueva felicidad".[2]

Nuestro miedo del pasado va a disminuir porque hemos examinado honestamente y con claridad nuestra vida. Ahora la gente puede acercarse a nosotras y no tenemos que correr ni escondernos. Reparamos daños para que podamos empezar a tener relaciones vitales y que se caracterizan por la verdad y la confianza. La poetisa Adrienne Rich describe las posibilidades inherentes en este tipo de relación:

Para tener una relación honesta contigo, no tengo que entenderlo todo ni decirte todo de una vez ni saber de antemano todo lo que necesito decirte.

Significa que la mayoría del tiempo estoy deseosa, anhelando el momento de decirte cosas. Significa que estas posibilidades quizás me asusten pero no son destructivas para mí. Significa que me siento suficientemente fuerte para poder oír tus palabras inseguras y vacilantes y que las dos sabemos que estamos intentando, en todo momento, aumentar las posibilidades de que la verdad viva entre nosotras.

La posibilidad de la vida entre nosotras. [3]

Una vez que empecemos a reparar daños, nos daremos cuenta de cuánto remordimiento, culpa y resentimiento hemos estado cargando. Habiendo prendido la luz para ver estos obstáculos, ya no nos tropezamos con "los escombros del pasado".

Al reparar daños, vamos a experimentar otra paradoja de la recuperación: la fuerza y la serenidad provienen de la humildad y la vulnerabilidad. Nos fortalece dejar que los demás nos vean tal como somos. Nos respetamos más y somos más honorables cuando somos abiertas, honestas y responsables, capaces de responder de una manera apropiada.

Cuando nos atrevemos a decir la verdad, empezamos a participar plenamente en la vida. Creamos un ambiente sano, en el cual nuestros viejos patrones tienen menos posibilidades de surgir de nuevo. Cuando curamos las heridas del pasado, poniendo en orden nuestras relaciones, el Noveno Paso nos lleva del pasado hacia una vida nueva.

Décimo Paso

*Continuamos haciendo nuestro inventario
personal y cuando nos equivocábamos,
lo admitíamos inmediatamente*

El Décimo Paso es el primero de los tres Pasos que nos ayudan a mantener nuestra recuperación. Al hacer un inventario regular en el Décimo Paso, nos mantenemos conscientes y enfocadas en el presente.

Hemos hecho mucho trabajo difícil en los Paso anteriores. Por mucho que queramos bajar, relajar o parar el ritmo, tenemos que tener cuidado de no volver a caer en los viejos patrones y hábitos. Por eso, practicamos el inventario del Décimo Paso en cualquier momento; la observación y el auto análisis nos ayudan a mantenernos alertas en nuestra vida y relaciones en el presente. Este Paso nos mantiene enfocadas en vivir cada momento de una manera espiritual y en mantener el progreso que ya hemos hecho.

Si pensamos en los primeros nueve Pasos como un reconocimiento médico, el Décimo Paso es el régimen de cuidado que seguimos después para mantener la buena salud de nuestro cuerpo. Cuando vamos al doctor para un reconocimiento, descubrimos dónde nuestro cuerpo necesita cuidado especial. Luego empezamos a hacer las prácticas diarias que nos darán mejor salud. Si hacemos ejercicio, comemos bien y reducimos el estrés, estaremos en mejor condición física.

En el Décimo Paso, empezamos las prácticas diarias que nos darán la mejor salud emocional y espiritual posible. En los Pasos anteriores nos conscientizamos sobre dónde teníamos que poner más atención. Ahora hacemos el compromiso de seguir con la observación y el auto análisis, reconociendo cuando estamos desequilibradas o dañándonos a nosotras mismas o a los demás. Nuestra continua consciencia nos ayuda a enfrentar cada día y cada relación de una manera responsable. Sin la reflexión diaria existe el peligro del caos emocional: nuevos resentimientos, preocupaciones, celos y miedos, los cuales pueden causar que caigamos de nuevo en los viejos patrones de conducta.

En AA se dice que tenemos una "tregua diaria" de nuestra adicción a la bebida con tal de que sigamos practicando lo que hemos aprendido hasta este momento en la recuperación. Hemos tomado los Pasos para entender el pasado y responsabilizarnos. Ahora aplicamos lo que hemos aprendido al presente.

ACTUALIZÁNDONOS

En el Décimo Paso seguimos haciendo un inventario de las cosas que están pasando en nuestra vida actualmente, renunciando a los patrones indeseados y reparando daños inmediatamente. Para algunas de nosotras es útil compartir nuestras percepciones con otra persona, como hicimos en el Quinto Paso.

Muchas mujeres hacen el Décimo Paso formalmente todos los días, otras lo hacen una vez por semana o de vez en cuando, pero regularmente. Algunas de nosotras lo hacemos más informalmente, reflexionando sobre nuestra vida intuitivamente o con el conocimiento interior, que nos dice cuándo parar y poner más atención a una situación en particular.

Sexo Adictos Anónimos se refiere a este inventario como "actualizándonos". Sea que lo hagamos cada noche o sólo cuando sea necesario, el inventario del Décimo Paso nos ayuda a ver lo que está ocurriendo en nuestra vida actualmente. ¿Dónde estamos en peligro de volver a caer en un patrón de conducta destructiva o de crear un patrón nuevo? ¿Dónde estamos siendo deshonestas con nosotras mismas o con alguien más? ¿Cómo nos sentimos hoy sobre nosotras mismas? ¿Hay algo por resolver?

Al hacer el Décimo Paso, evitamos hacer nuevos daños con las cosas que están por resolver y que obstaculizan nuestro camino de hoy. El Décimo Paso nos da la oportunidad de poner las cosas en orden en nuestras relaciones a medida que progresamos, en vez de acumular resentimientos y penas.

Una tarde Francesca atendía a un cliente a la hora de cenar y respondió bruscamente cuando otro mesero le hizo una pregunta. Más tarde al reflexionar sobre esto, se arrepintió y se dio cuenta de que habría sido suficiente decirle simplemente que estaba demasiado ocupada para hablar con él. El día siguiente, le pidió disculpas a su compañero de trabajo por su brusquedad.

"No sé si me perdonó o no, pero me sentía mejor al reconocer que podía haber actuado de otra forma", dice Francesca. "Cuando reparo daños de esta manera en el Décimo Paso, significa que no tengo que cargar tanta culpa y remordimiento. Puedo poner las cosas en orden y desprenderme de todo. Aun las reparaciones más pequeñas son importantes".

NUESTRO BALANCE DEL DÍA

Como muchas mujeres, Norma hace el Décimo Paso todas las noches y reflexiona sobre su día. Ella dice que "hace su balance del día". Esta auto reflexión tal vez sea fácil porque muchas de nosotras tenemos una tendencia natural a la introspección y espontáneamente reflexionamos sobre lo que está ocurriendo en nuestra vida y lo que significa. Podemos pensar en el Décimo Paso como una extensión de las actividades introspectivas que ya hacemos, como escribir en un diario, hablar de un asunto con un terapeuta o buscar la ayuda de una amiga para poder aclarar nuestros sentimientos.

Al principio Norma escribía cada noche en su diario las cosas que le pasaban en el día que le eran confusas o problemáticas. Luego reflexionaba sobre cada hecho, preguntándose si estaba haciendo todo lo posible para ser honesta y responsable.

Recuerde que *la responsabilidad* significa "la capacidad de responder". Cuando somos responsables, no arreglamos ni nos encargamos de las cosas necesariamente; respondemos de una forma apropiada. Para Norma, significa tomar acción en algunas situaciones y en otras no hacer nada. Por ejemplo, se negó a prestar una cantidad de dinero a su sobrina. Cuando su sobrina se enojó y se resintió, Norma se preguntó si había actuado de una manera responsable. Sentía la tentación de reparar daños.

Al hacer su reflexión diaria del Décimo Paso, concluyó que había actuado bien al negarle a su sobrina el dinero de una manera benévola. Esta reflexión le permitió vivir con la tensión en la relación y dejar que su sobrina tuviera sus emociones. A veces encontramos, al examinar una situación en el Décimo Paso, que lo único que hay que hacer es desprendernos de los resultados de nuestras acciones.

Cuando esta reflexión diaria se volvió parte de su rutina, Norma empezó espontáneamente a reflexionar sobre su día sin tener que escribirlo todo. Ahora para ella el Décimo Paso es una nueva *manera de pensar* en vez de un ejercicio formal. Ha establecido una práctica que la ayuda a permanecer en equilibrio y a estar consciente en su recuperación.

COMO LAS CAPAS DE UNA CEBOLLA

El Décimo Paso nos ayuda a entender y aceptarnos a niveles cada vez más profundos. Oímos decir a las mujeres que están en recuperación que este proceso de descubrimiento es como quitarle las capas a una cebolla. Debajo de una capa hay otra y luego otra. "Más nos será revelado" es un dicho popular en AA.

A medida que reflexiona sobre cada día, usted tal vez vea patrones que no sabía que existían, o quizás descubra nuevas características de los patrones que ya ha identificado. Posiblemente se dé cuenta por primera vez que las figuras de autoridad tienden a provocar conducta rebelde en usted. O tal vez se fijará en que su deseo de controlar las vidas de otras personas es más fuerte cuando está con sus padres; quizás descubrirá que necesita mostrarles lo competente que es, o que necesita protegerse de las tendencias que tienen ellos de controlar las cosas.

Cuando examinamos las reacciones que tenemos todos los días, tanto en conversaciones como en interacciones con otras personas, recibimos mucha información sobre cómo respondemos a la vida. Los eventos de todos los días pueden servir de espejos que reflejan nuestro ser más profundo. Con ellos, podemos entender más completamente nuestros valores y sentimientos más profundos. Si practicamos este Paso en el espíritu de observación benévola y auto aceptación, nos desprenderemos de más culpa, confusión y vergüenza.

En el Décimo Paso, el Libro Grande de AA nos dice que "seguimos vigilando las tendencias a ser egoístas, deshonestas, resentidas y asustadas". "Cuando surgen estas tendencias, le pedimos a Dios que las elimine inmediatamente".[1] Las mujeres a menudo encuentran que estos "defectos" se vuelven más manejables a medida que trabajan con estos sentimientos y conductas y que reflexionan sobre ellas más profundamente.

Yo descubrí que el Décimo Paso me podía ayudar a entender *la emoción debajo de la emoción*. Llevaba unos años en recuperación, cuando me involucré en una relación en la que me sentía constantemente enojada e infeliz. Al hacer mi inventario diario del Décimo Paso, pude identificar fácilmente el enojo y suponía que no debía sentirlo. De hecho, el Libro Grande de AA me dice que el enojo es "el dudoso lujo de los hombres normales"[2] y que puede causar que un alcohólico vuelva a beber. Luché mucho contra el enojo pero persistió. Entonces me pregunté qué era lo que el enojo cubría.

Descubrí que me sentía terriblemente adolorida bajo todo el enojo. Los sentimientos del enojo me protegían del dolor que estaba debajo. Cuando dejé de enfocarme en quitarme el enojo y me pregunté de qué se trataba, empecé a ser honesta conmigo misma y con mi pareja sobre por qué me sentía tan lastimada. Entonces el enojo dejó de ser problemático.

La verdad es el tema del Décimo Paso. Para recordar esto, podemos pensar en esta Paso como lo hace Jackie: "Sigo haciendo un inventario personal de mi verdad e inmediatamente la reconozco, sea lo que sea". La interpretación de Jackie nos anima a que quitemos más capas. "Profundiza más la verdad y a honrarla siempre, aun si te resulta incómodo o difícil", dice ella.

El Décimo Paso es especialmente poderoso para las mujeres. Nos da la oportunidad de aceptar incondicionalmente y dar validez a *nuestra experiencia*. Como mujeres, es poco común que la gente nos pregunte cómo nos sentimos o cómo estamos reaccionando a los eventos del día, pero éste es un regalo que podemos darnos a nosotras mismas. Al revisar cada día, podemos preguntarnos, ¿En qué me he fijado hoy? ¿Qué descubrí sobre mí misma y los demás? ¿Qué es lo verdadero este día? ¿Qué es en lo que creo yo?

Esto puede ser especialmente importante si venimos de familias que negaban nuestra experiencia. Las que venimos de familias abusivas, por ejemplo, tal vez encontremos que nuestra familia trata de fingir que no había conducta abusiva y que frecuentemente castiga o rechaza a los familiares que no están de acuerdo. Como resultado, reconocer el abuso, o aun admitirlo nosotras mismas, a menudo puede ser amenazante o producir miedo. Tal vez empecemos a creer las mentiras de la familia sobre el abuso y dudemos de nuestros propios sentimientos y percepciones. Cuando tenemos este tipo de historia, el Décimo Paso nos puede ayudar a confiar de nuevo en nuestra propia experiencia.

No importa cuál sea nuestra historia, el Décimo Paso nos puede ayudar a afirmarnos a nosotras mismas y a nuestra experiencia. El admitir la verdad nosotras mismas nos ayuda a tomar nuestro poder personal para poder vivir una vida espiritual, para estar plenamente conscientes de quiénes somos.

¿CUÁNDO NOS EQUIVOCAMOS?

El Décimo Paso dice que "cuando nos equivocábamos, lo admitíamos inmediatamente". ¿Por qué es tan importante esto? Igual que en el Quinto Paso, el admitir nuestras fallas nos permite conectarnos humildemente con otro ser humano. Cuando admitimos nuestras fallas a otra persona en quien confiábamos, construimos las condiciones para que arriesgáramos más en otras relaciones en nuestra vida. Esta nueva forma de vivir inspira a los demás a que tengan menos miedo y que sean más abiertos y honestos con nosotras.

Vivian aprendió el valor de admitir sus errores después de haber recibido una multa cuando no paró el carro en el cruce para que pasara un peatón. Por un tiempo Vivian culpó a los demás por este incidente. Por fin, admitió que ella tenía la culpa. Fue una experiencia de humildad, pero el haber admitido su error le dio un nuevo tipo de libertad. Se dio cuenta de que podía admitir su error y no sentirse obligada a esconderse por la vergüenza que sentía.

"Lo acepté como un error que cualquier persona podía haber cometido", dice ella. "No quería decir que yo era mala ni inadecuada ni incapaz de participar en la sociedad. Fue un nuevo concepto para mí. Pensaba que el hacer errores significaba que yo *era* un error. Por eso, siempre tenía que ser perfecta, y *tener la razón*. Podía admitir mi culpa y aún aceptarme. Esto mostró cuánto progreso había hecho en mi recuperación".

Como hemos visto en varios otros Pasos, queremos tener cuidado al aplicar al palabra *equivocada* a nosotras mismas. No queremos generalizar y suponer siempre que nos equivocamos sólo porque otra persona dice que es así. Es importante reflexionar sobre cada situación y determinar nuestra verdadera responsabilidad. Tenemos que tener cuidado de no suponer que nos equivocamos cuando nos sentimos heridas o enojadas por la conducta de alguien más.

El punto de vista tradicional de AA es que cuando "alguien nos hace daño y nos sentimos heridas, nosotras también "estamos mal".[3]

Es importante que las mujeres examinemos esta afirmación más profundamente para que no la interpretemos de tal manera que nos critiquemos demasiado. Demasiadas mujeres en seguida suponemos que nos equivocamos cuando surge un conflicto o cuando alguien nos ataca o nos ofende. Para las mujeres, es importante tener la práctica de no culparnos de haber hecho mal y de enfocarnos en cómo nos sentimos.

El sentirnos heridas o enojadas por la conducta de alguien no tiene nada que ver con tener o no tener razón. Si nos sentimos disgustadas con alguien, nuestras reacciones emocionales son válidas, no importa cuáles sean. Si decidimos actuar acorde a nuestras emociones de una manera vengativa o manipuladora, no comprendemos el Décimo Paso y tal vez nos arrepintamos más tarde. Pero las emociones en sí no son malas. Podemos dejarnos sentir lo que sentimos. Y nos podemos preguntar por qué estamos teniendo una reacción tan fuerte y qué significa para nosotras la conducta de esta persona. Esta es nuestra verdad.

Sin embargo, si nos consume el enojo o el resentimiento, perdemos el equilibrio y las cosas empeoran. Para mantener nuestro sano juicio y la sobriedad, a menudo necesitamos encontrar maneras constructivas para desahogarnos y cuidarnos. Y podemos recordar que conviene profundizar más con una emoción antes de tratar de deshacernos de ella.

DE LO QUE SOMOS O NO SOMOS RESPONSABLES

El Décimo Paso es un repaso de un día, una semana, un momento, o el tiempo que queramos, y nos ayuda a reflexionar sobre las cosas de las que somos o no somos responsables. Igual que el en

Noveno Paso, podemos determinar cuál es nuestra responsabilidad, hacer lo que sea necesario para poner las cosas en orden y desprendernos del resultado. En muchos casos tal vez no haya nada que hacer o puede ser que otra persona sea responsable del problema.

Una situación dolorosa o incómoda puede permanecer así porque usted no es responsable de ella y porque no puede hacer nada para resolverlo. A veces surge una tensión natural cuando dos personas no están de acuerdo. Quizás usted y su amante han descubierto que no tienen los mismos valores con respecto a un asunto delicado. Tal vez sus hijos estén furiosos porque usted ha impuesto límites que no les gustan.

Cuando somos honestas con nosotras mismas en nuestro Décimo Paso, nos volvemos más honestas con los demás. Esto a veces crea desacuerdos que preferiríamos evitar. El admitir que estábamos equivocadas tal vez aumente la incomodidad emocional o el conflicto en una relación porque la honestidad hace que el conflicto sea más claro.

A medida que reflexionamos sobre tales situaciones en el Décimo Paso, quizás encontremos que es más apropiado simplemente aceptar el conflicto que inevitablemente surge en las relaciones. Por muy difícil que sea, a veces tenemos que desprendernos del resultado y dejar que nosotras mismas y los demás nos sintamos tristes, enojados y decepcionados.

Al hacer su Décimo Paso, Constance se pregunta en qué forma no ha hablado directamente hoy. Reconoce su hábito de no defenderse. En su deseo de complacer a la gente, frecuentemente trata de tolerar circunstancias que para ella son intolerables. Cuando reconoce que ha sido demasiado complaciente, se pregunta si el admitir su error implica que tiene que hablar con la otra persona.

Una tarde, Constance fue a encontrarse con su amiga Cindy

para cenar, pero Cindy nunca apareció. Constance se sintió herida pero automáticamente se culpó a sí misma de la desconsideración de su amiga. Pensó: "Será que no soy buena compañía; de otra forma Cindy habría recordado nuestra cita".

Al principio Constance decidió no decir nada, pero cuando hizo su inventario del Décimo Paso, se dio cuenta de que se estaba faltando al respeto a sí misma. Estaba permitiendo que la trataran sin consideración. Cuando por fin confrontó a Cindy, diciéndole que se sentía herida y decepcionada, Cindy le dijo que era demasiado sensible. Como resultado, su amistad se enfrió. Pero Constance pensaba que ser honesta con sus sentimientos era algo que se debía a sí misma. La alternativa (el de convencerse de que sus sentimientos eran incorrectos o que no eran importantes) sería más dañina.

CAMINANDO POR UNA CALLE DIFERENTE

Una de las mejores cosas del Décimo Paso es que usted ya sabe hacerlo. No hay nada en el Décimo Paso que no haya hecho en Pasos anteriores. En este caso usted refina lo que ha aprendido hasta ahora y lo aplica a su vida diaria.

Si comienza su práctica del Décimo Paso escribiendo cada noche o creando otro régimen regular, probablemente encuentre que el inventario de auto reflexión se vuelve automático después de algún tiempo. Adquirirá una capacidad natural para intuir cuándo está perdiendo su equilibrio emocional o dañándose a sí misma u otra persona. Entonces puede hacer una pausa, reflexionar y preguntarse, ¿Cuál es mi respuesta apropiada? ¿Qué puedo hacer para poner las cosas en orden?

Cuando practique el Décimo Paso, estará viviendo en el momento presente, siendo más espontánea y tomando más consciencia de sí misma. ¡Qué contraste entre esto y los días cuando estábamos constantemente asustadas, emocionalmente bloqueadas e intentando controlar todo!

El Décimo Paso es la esencia de nuestro poder personal: cambiando lo que podemos, aceptando lo que no podemos cambiar y desarrollando la capacidad de discernir la diferencia. Ahora podemos participar en la vida y confiar en que tendremos opciones cuando surgen problemas o conflictos. Ahora podemos ser responsables (capaces de responder) porque ya no nos aferramos a nuestros viejos patrones. Tal vez todavía volvamos a los viejos patrones de vez en cuando, pero sabemos regresar, como lo dice Portia Nelson en su poema "Autobiografía en cinco capítulos cortos":

I

Camino por la calle.

Hay un agujero grande en la acera.

Me caigo.

Estoy perdida…Soy impotente.

No tengo la culpa.

Tardo mucho en salir.

II

Camino por la calle.

Hay un agujero profundo en la acera.

Finjo no verlo.

Otra vez me caigo

No puedo creer que me encuentro de nuevo en esta misma situación.

Pero no tengo la culpa.
Otra vez tardo mucho en salir.

III

Camino por la misma calle.
Hay un agujero profundo en la acera.
Lo *veo* allí.
De nuevo me caigo… por costumbre…pero,
tengo los ojos abiertos.
Sé dónde estoy.
Tengo *yo* la culpa.
Salgo inmediatamente.

IV

Camino por la misma calle.
Hay un agujero profundo en la acera.
Paso alrededor de el.

V

Camino por una calle diferente.[4]

Onceavo Paso

Buscamos a través de la oración y la meditación mejorar nuestro contacto consciente con Dios tal como lo concebimos, pidiéndole solamente que nos dejase conocer su voluntad para con nosotros y nos diese la fortaleza para aceptarla.

EL ONCEAVO PASO NOS ALIENTA A QUE VOLVAMOS la mirada hacia adentro y que profundicemos nuestra consciencia de nuestro Poder Superior, buscando tiempo para la oración y la meditación. Estas prácticas nos ayudan a buscar lo que es más grande, más profundo y más allá de nosotras mismas. La oración y la meditación nos pueden traer serenidad durante momentos, horas o tal vez hasta días; serenidad que quizás nunca hayamos conocido antes. También podemos orar o meditar para recobrar nuestro equilibrio emocional cuando tenemos que enfrentar eventos o relaciones que nos preocupan o nos alteran.

El Onceavo Paso puede enseñarle cuánto ha progresado en el camino espiritual. Si sentía enojo al pensar en la religión o dudosa con respecto a una esencia espiritual (una Diosa, un Poder Superior, un Ser Superior o una Fuerza Vital) que la apoya, pregúntese cómo se siente ahora. ¿Puede percibir una nueva consciencia sobre su conexión con otras personas y con la red de la vida misma.

Necesitamos ponerle atención a esta conexión espiritual día a día para que crezca y florezca. Es como cultivar un jardín y luego cuidarlo para que crezcan las flores. No plantaríamos las semillas para luego descuidarlas, esperando que con suficiente lluvia se mantuvieran vivas. En lugar de hacer esto, tenemos que cuidarlas todos los días, regarlas regularmente y darles los alimentos nutritivos y la protección necesarios.

De la misma manera, no podemos suponer que nuestra vida espiritual crezca sola sin ningún esfuerzo especial de nuestra parte. Para permanecer fuerte y sana, nuestra conexión espiritual necesita nuestra atención constante. Esto significa tomar tiempo de una manera consciente para cuidar la relación más esencial de nuestra vida: la relación con nosotras mismas y nuestro espíritu que cura y guía. Empezamos a desarrollar esta relación en el Tercer Paso; ahora la cultivamos dedicándole tiempo y atención en el Onceavo Paso.

Esto es lo que significa "mejorar nuestro contacto consciente". Cultivamos un contacto consciente con un poder más grande que nosotras mediante prácticas como la oración y la meditación.

PERSONALIZANDO NUESTRAS ORACIONES

Orar es el acto de pedir a un Poder Superior o buscar interiormente conocimiento más profundo. En el Tercer Paso pedimos a un Dios tal como lo concebimos; de la misma manera podemos orar en la forma que queramos. Nuestra disposición de orar y de estar abierta a esta conexión es más importante que cómo lo hacemos. *Lo que cuenta es la intención de nuestra acción.* Podemos crear rituales personales que abren simbólicamente un diálogo entre nosotras y el Poder o Presencia que nos apoya y nos sostiene.

A Grace, la oración le permite buscar y crear una relación con su Poder Superior. "Cuando rezo, entablo una conversación", dice ella. "Pido en voz alta, ¿Qué necesito del universo y qué necesita el universo de mí?"

Como Grace, podemos pensar en la oración como ofrecer palabras o pensamientos a nuestro Poder Superior y pedir dirección. Podemos crear nuestras propias oraciones, o usar una de las oraciones de AA. Como dijimos en el Séptimo Paso, si no estamos cómodas con el lenguaje de las oraciones de AA, podemos crear nuestro propio lenguaje para decir exactamente lo que queremos decir.

Jackie ha cambiado una de las oraciones tradicionales de AA, la Oración del Tercer Paso, para incluir palabras que significan más para ella y que afirman su ser. Dice que aunque al principio se sentía como hereje revisando esta oración, ha creado un poderoso sentimiento de seguridad y apoyo para sí misma al tener el valor de personalizar la oración.

La oración tradicional del Tercer Paso de AA dice:

Dios me ofrezco a ti para que obres en mí y que hagas conmigo tu voluntad. Líbrame de mi propio encadenamiento para que pueda cumplir mejor tu voluntad. Líbrame de mis dificultades y que la victoria sobre ellas sea el testimonio para aquellos que ayude con tu poder, tu amor y de la manera que tu quieras que vivamos. Que siempre haga tu voluntad.[1]

A Jackie no le gusta frases como "que hagas conmigo tu voluntad" porque le recuerdan las experiencias negativas de relaciones pasadas. Emplea la palabra "Diosa" para que su oración reconozca el aspecto femenino espiritual, el cual es importante para ella. Con sólo cambiar unas cuantas palabras, hace que la oración sea más relevante y accesible para ella.

La versión de Jackie dice:

Diosa, me abro para que hagas tu trabajo en mí hoy, según la voluntad divina. Líbrame de la esclavitud del miedo, la vergüenza y la baja autoestima para que pueda ser un conducto de gozo, amor y paz en el universo. Elimina mis dificultades como tú creas que es conveniente para que al vencerlas, seré un ejemplo de tu amor y poder para los que necesitan mi ayuda.

Tal vez sean útiles también las oraciones de los Pasos Séptimo y Onceavo de AA como base para crear oraciones que sean relevantes para usted y así honrar a su experiencia individual.

La oración tradicional del Séptimo Paso (Vs. la página 121) habla de los defectos de carácter; por eso puede ser apropiado si quiere enfocarse en renunciar a conductas o actitudes que le preocupan. Tal vez quiera sustituir la palabra "defectos" por otra palabra que tenga un sentido positivo o neutral, como por ejemplo, "patrones".

La Oración del Onceavo Paso se ha adaptado de una oración escrita por San Francisco de Asís. Expresa de una manera muy bella un deseo de crear un ambiente positivo en nuestra vida.

Oh, Señor, hazme un instrumento de Tu Paz.
Donde haya odio, que lleve yo el Amor.
Donde haya ofensa, que lleve yo el Perdón.
Donde haya discordia, que lleve yo la Unión.
Donde haya duda, que lleve yo la Fe.
Donde haya error, que lleve yo la Verdad.
Donde haya desesperación, que lleve yo la Alegría.
Donde haya tinieblas, que lleve yo la Luz.

Oh, Maestro, haced que yo no busque tanto ser consolado,
sino consolar;
ser comprendido, sino comprender;
ser amado, como amar.

Porque:
Dando, es que se recibe;
Perdonando, que se es perdonado,
Muriendo, que se resucita a la
Vida Eterna.[2]

Por otra parte, puede encontrar que la Oración de la Serenidad (Vs. la página 122) es todo lo que necesita. Yo uso esta oración con regularidad como Onceavo Paso cuando mi vida está en desequilibrio.

Desde luego, sus oraciones, si es que decide orar, tal vez no se parezcan en absoluto a éstas. Posiblemente incluya oraciones de su propia tradición religiosa u oraciones que usted compone en sus propias palabras. O tal vez, siguiendo las tradiciones de las religiones orientales, simplemente pide el mayor beneficio y el bienestar espiritual de todos.

Aunque a Frances no le gusta pedir cosas cuando reza, de todas formas reza para expresar su deseo de tener los mejores resultados en su vida. "El desear lo bueno aún forma parte de mi vida espiritual", dice ella. "Por eso el orar incluye pedir por mi propio bienestar y el bienestar de los demás".

Además de desear lo bueno, para Frances orar también es "tomar consciencia". Para ella, es un proceso de conectarse con una sabiduría interior accesible y disponible. El rezar (o sea, decir ciertas palabras que tienen significado especial para ella) es una manera de recordar que hay que abrirse a esa sabiduría y escuchar lo que le dice.

LA VOLUNTAD DEL UNIVERSO

El Onceavo Paso dice que rezamos "para que se haga su voluntad y para que tengamos la fortaleza de cumplirla". Para Ruth esta frase significa que hay un espíritu que mueve el universo y ella reza para poder actuar en armonía con ese espíritu.

Cuando Ruth lee el Onceavo Paso, piensa que "Su voluntad" *significa la voluntad del universo que las cosas sean como son.* Cuando estamos "haciendo la voluntad de Dios", somos receptivas, conscientes y capaces de actuar de una forma apropiada. Nos desprendemos de nuestro deseo de controlar las cosas que no podemos cambiar.

Esto no quiere decir que cedamos ni que nos demos por vencidas cuando surgen retos. Al contrario, actuar de una forma apropiada tal vez implique defendernos, resistir la presión de acceder a los deseos de los demás o defender un principio en el que creemos. La aceptación a veces significa dejar que otras personas estén enojadas o disgustadas cuando imponemos límites o cuando empezamos a cuidarnos o ir contra la corriente del estatus quo.

La idea subyacente es que mantenemos un espíritu de cooperación, estando abierta a las posibilidades y renunciando a nuestra necesidad de saber todas las respuestas de antemano.

Darlene cree que la voluntad del universo es que ella sea "quien soy y todo lo que soy, y no una persona diferente". Al practicar el Onceavo Paso, recuerda que está bien tal como es. Reza para poder estar abierta a lo desconocido y lo invisible en su vida, para poder responder a lo que se revele cada día. Confía en que sabrá qué hacer y si no lo sabe, si comete un error, entonces aprenderá algo valioso.

"Creo que soy un ser espiritual y que estoy conectada al universo de formas que no siempre comprendo", dice Darlene. "He dejado de tratar de comprender las cosas de antemano, porque veo que eso ya no es mi papel. En vez de hacer eso, trato de responder de una forma intuitiva a lo que se me presente. Al renunciar al control de esta manera, he podido ver milagros. Nunca habría podido predecir algunas de las mejores cosas que me han pasado durante mi recuperación".

¿Cómo vamos a saber cuándo estamos haciendo la "voluntad de Dios"? ¿Qué se siente al cooperar con las fuerzas más grandes de la vida? Yo a veces tengo un sentimiento de que estoy bien, un conocimiento interior tranquilo que me dice que estoy en armonía con mi Poder Superior. Cuando ocurre esto, los conflictos parecen resolverse solos, tengo claridad y mi vida tiene sentido. Para mí esto es un estado de gracia.

De una manera semejante, Maureen cree que esta voluntad incluye el descubrir lo que sea bueno y apropiado para ella, siguiendo su intuición y sus inclinaciones más naturales. Esto quizás implica hacer algo que disfruta, lo cual a veces es lo contrario de lo que piensa que "debe" hacer. "No creo que la recuperación siempre tenga que ser difícil", dice Maureen. "Parece que siempre se nos pide que hagamos cosas que no son divertidas ni agradables para que nuestra recuperación sea correcta. Pero no estoy de acuerdo. Para mí es descubrir lo que me encanta hacer.

Maureen cree que *siempre* está haciendo y pensando lo correcto. "Siempre estoy haciendo la voluntad de Dios, no importa lo que esté haciendo", dice ella. Su actitud refleja el dicho que se menciona mucho en la recuperación: "Tú estás exactamente donde se supone que debes estar".

Si Maureen se siente ansiosa o preocupada por algo, supone que sentirse así tiene un propósito, que está experimentando un reto para que pueda aprender algo. Si se siente agobiada por las emociones, busca interiormente para descubrir su origen. Con esta actitud de aceptación de sí misma, no se castiga por no ser perfecta. En su Onceavo Paso reza por ser quien es y por obtener un sentido mejor y más claro de su lugar en el universo.

LA CALMA OCUPANDO UN LUGAR CENTRAL

El rezar es un acto de comunicación; la meditación es la práctica de estar tranquila y *escuchar*. Es el momento de derrotarse y de recibir, el momento de desprenderse.

Sea que rece o no, reserve algún tiempo cada día para meditar, aún si el único propósito es crear un momento de paz con regularidad.

No recibimos mucho apoyo para poder crear momentos de tranquilidad en nuestra vida. Muchas de nosotras estamos agobiadas con obligaciones y responsabilidades, corriendo de un lado para otro sin tener tiempo para nosotras mismas. Otras se sienten aisladas, sin propósito fijo y paralizadas por la depresión y la ansiedad. De cualquier forma, tal vez nos sea difícil dirigir nuestra atención hacia adentro para poder escuchar a nuestro ser interior.

Pero la consciencia interior es esencial para nuestro crecimiento y bienestar. Puesto que nunca terminamos el proceso de la recuperación siempre estaremos en el proceso de conocernos a niveles cada vez más profundos y de adaptarnos a nuevas situaciones y retos en la vida. La consciencia interior evoluciona con el tiempo y requiere nuestra atención continua.

Si hacemos los Pasos anteriores y suponemos que nos recuperamos, quizás olvidemos que surgirán continuamente eventos que nos provocarán a volver de nuevo a los viejos patrones destructivos. Para evitar involucrarnos demasiado en los dramas de la vida diaria, donde existe la posibilidad de perder el equilibrio, es importante crear un "centro", un lugar sereno, interior y privado al cual podemos volver.

Tengo una definición de la serenidad que me recuerda la importancia de esta práctica: la serenidad no implica escaparse de las tormentas de la vida. Es la calma en el centro de la tormenta que me ayuda a seguir adelante. Creamos este centro calmado con la meditación.

La meditación es como calmar las olas de un estanque. Es tranquilizar la mente para poder tener claridad y sentir paz. Nuestras actividades diarias y las presiones de la vida revuelven constantemente el estanque, haciendo que el agua esté turbulenta y lodosa. Pero podemos calmar las aguas al calmarnos a nosotras mismas, tomando el tiempo de dejar a un lado las exigencias de la vida, aunque sea por unos minutos cada día, y de sentarnos solas en el silencio. En meditación podemos oírnos *sin* pensar.

Mejoramos nuestro "contacto consciente" con nuestro Poder Superior o con el espíritu que nos guía en el silencio y la quietud y lo hacemos cuando renunciamos a nuestro deseo de analizarlo todo. Reconocemos nuestros límites y nuestra falta de control. Cuando nos sentamos en silencio y en quietud dejamos que las cosas sean como son. Nos derrotamos y recibimos.

EL ARTE DE NO HACER NADA

Cuando meditamos, ¿cuánto tiempo necesitamos? ¿Y qué hacemos cuando estamos sentadas, solas y en silencio? No hay una sola manera de meditar. De hecho, hay docenas de libros que describen técnicas de meditación para el Onceavo Paso. Igual que concebimos a Dios y la oración en la mejor manera para nosotras, nuestra práctica de meditación se ajustará a nuestras necesidades individuales; podemos escoger entre una variedad de técnicas.

Hay muchas técnicas de meditación que la pueden ayudar a poner a un lado el ruido incesante de los pensamientos continuos en la mente. Puede sentarse en una silla y enfocarse en la respiración, poniendo la atención en cada inhalación y cada exhalación. O puede mirar una foto que la calme o mirar la llama de una vela. Puede repetir un mantra o una afirmación, concentrándose sólo en el sonido de las palabras, excluyendo los demás sonidos. Puede visualizar una luz curativa, una escena agradable, su ser ideal o un espacio vacío, tranquilo y silencioso.

Permanezca sentada por el tiempo que le sea cómodo, empezando con tres a cinco minutos si no dispone de más tiempo. Haga lo que necesite hacer para calmar su mente y abrir un conducto para que pueda escuchar a su ser interior.

Cuando "escuchamos" en meditación, no siempre oímos algo. Pero el acto de escuchar en sí es importante porque es una manera de practicar la receptividad. En meditación podemos aprender lo que significa estar en quietud, esperando para ver lo que nos traiga la vida y recibiéndolo con la mente y el corazón abiertos.

Ruth describe su meditación como el acto de poner su atención en la respiración y buscar el espacio tranquilo dentro de ella misma. Esto la ayuda a desprenderse de su deseo de controlar las cosas. "Renuncio a la idea persistente de que quiero o necesito algo y dejo que las cosas sean como son", dice ella. "Es una nueva experiencia para mí". En meditación ella está dispuesta a estar presente y receptiva.

Al principio la meditación puede causar ansiedad. ¿Cuándo fue la última vez que no hizo nada sin sentirse culpable? Posiblemente le sea difícil estar tranquilamente sentada y quieta. Tal vez los pensamientos surjan uno tras otro muy rápidamente mientras se pregunta por cuánto tiempo más tiene que estar meditando.

Cuando me encuentro en este estado de agitación, lo que hago es simplemente observar el paso de estos pensamientos y emociones. Observo que estoy ansiosa. Estoy consciente de que no estoy enfocada y que estoy angustiada. Pero no intento cambiar nada. Permanezco quieta sabiendo que pasará. Si la ansiedad vuelve, la observo otra vez. Éste es un nivel más profundo de aceptación, la aceptación de las cosas *como son.*

Para muchas mujeres también es útil convertir las actividades diarias en una meditación: caminar, trabajar en el jardín, coser o pintar. Al hacer estas actividades con una atención plena, podemos descansar del estrés habitual y hacer algo bueno para nosotras mismas. Podemos escoger cualquier práctica que nos dé un sentido de paz interior. Y podemos buscar, aunque sea de vez en cuando, la oportunidad de no hacer absolutamente nada.

UNA BASE INQUEBRANTABLE

En la práctica, orar y meditar tal vez no son dos actividades separadas. Podemos rezar mientras meditamos y viceversa. No hay que distinguir las dos actividades a no ser que haga que la práctica sea más fácil. Frecuentemente las mujeres hablan de hacer las dos al mismo tiempo.

En una ocasión una mujer me presentó en un congreso y más tarde dijo que había estado nerviosa antes de presentarme. Para calmarse, dijo que había buscado unos minutos para estar sola. Pidió dirección y apoyo, buscando su centro interior. Así es como generalmente practica su Onceavo Paso.

Me dijo: "Cuando me enfrento a un reto, me siento en silencio y medito, pidiendo ayuda para que no intervenga mi ego. Pido la fuerza para poder hacer lo que me corresponde". Al pedir dirección y sentarse en silencio, su meditación y su oración están entrelazadas. Una fluye hacia la otra, creando una sola experiencia espiritual.

Al empezar a vivir más conscientemente, posiblemente encontremos que la oración y la meditación se vuelven espontáneas: las hacemos en el momento en que nos demos cuenta de que estamos en desequilibrio. Empezamos a buscar nuestro centro automáticamente cuando quiera que lo necesitemos, apoyándonos en esa calma interior que hemos cultivado en nuestras prácticas espirituales.

En *The Twelve Steps and Twelve Traditions de AA* se dice que: "Hay un lazo directo entre el auto análisis, la meditación y la oración. Vistas independientemente, estas prácticas pueden brindar mucho alivio y beneficio. Pero cuando están entrelazadas el resultado es un fundamento inquebrantable para la vida".[3]

Duodécimo Paso

*Habiendo experimentado un despertar espiritual como
resultado de estos pasos, tratamos de llevar este mensaje a los
alcohólicos y de practicar estos principios en todos nuestros actos*

La RECUPERACIÓN ES UNA NUEVA MANERA DE VIVIR. Al hacer nuestro trabajo personal en los once Pasos anteriores, desarrollamos una nueva manera de pensar, sentir y actuar. En el Duodécimo Paso se dice que es un "despertar espiritual", el despertarnos a una vida en la que sentimos una conexión con nuestro Poder Interior o Superior. Es un despertar a algo más grande y más profundo que nuestros propios recursos y fuerzas. Ese poder nos da un sentido de integridad y entereza.

Durante los años en los que estuvimos bebiendo alcohol y usando drogas, la mayoría de nosotras nos sentíamos como si estuviéramos hechas pedazos, los cuales no se encajaban. Nuestra conducta adictiva puede causar que nos sintamos "divididas", como si nuestros sentimientos o nuestras acciones no nos pertenecieran. Puede ser que nos hayamos sentido perplejas debido a la intensidad de nuestros momentos de ira o depresión, o tal vez nos preguntábamos por qué habíamos hecho las cosas que nos causaban vergüenza y humillación. Es difícil sentirnos íntegras cuando nuestra vida está tan fuera de control.

DÁNDOLE COHERENCIA A NUESTRO SER

Darle coherencia a nuestro ser es como subir unas escaleras de caracol: nos lleva hacia arriba pero también en un círculo. Es probable que enfrentemos muchos de los mismos retos al subir pero parecerán diferentes cada vez que los enfrentamos porque hemos subido a otro nivel. Puede ser que la vida nos ofrezca oportunidades de vivir, una y otra vez, los viejos patrones y hábitos pero cada vez con más entendimiento. La próxima vez que la situación o el patrón se repita, lo comprenderemos mejor y no nos inmovilizará.

Elena considera ahora que sus cualidades y sus limitaciones forman parte del contexto más grande de su vida y que forman parte de un todo. "Mientras más tiempo llevo en sobriedad, más cómoda me siento al incluir en mi vida el hecho de que soy adicta a las drogas", comenta ella. "Soy madre, esposa, ama de casa, hija, vecina y una adicta a la cocaína que está en recuperación. Por alguna razón, no podía unir todas esas partes de mí. Ahora ya no siento que estoy viviendo varios tipos de vidas, utilizando cada vida para esconder otra".

Con la ayuda de los Doce Pasos, hemos aprendido a aceptar y a integrar los muchos aspectos de nuestro ser, de asumir responsabilidad de los secretos que antes escondíamos y de descubrir nuestras cualidades escondidas. Cuando llegamos al Duodécimo Paso, empezamos a sentirnos como seres íntegros y completos. Tal vez por primera vez empecemos a sentirnos equilibradas y centradas.

Probablemente no es un sentimiento continuo, igual que la serenidad no es un estado constante que logramos tampoco. Al contrario, típicamente sentimos la entereza por un momento, una hora, un día o más, y luego nos distraen las exigencias de la vida. Pero cuando la vida nos da un reto de esta manera, podemos aprender más sobre nosotras mismas y como resultado, nos volvemos íntegras.

UN DESPERTAR ESPIRITUAL

¿Cómo sabemos que hemos tenido un despertar espiritual? ¿Qué sentimos? ¿En qué momento llega? Como todo lo espiritual, las respuestas son diferentes para cada individuo. Un despertar espiritual puede ser dramático, una experiencia repentina de iluminación, o puede ser gradual y difícil de describir. Tal vez tenemos simplemente una consciencia y una conexión con la vida que aumentan poco a poco.

Nos despertamos en todas las formas imaginables. Cuando usted oye las historias de otras mujeres sobre cómo se han despertado espiritualmente, puede confirmar y reconocer su propio camino espiritual.

CAMBIANDO EL PASADO

El despertar espiritual de Shannon llegó cuando completó sus Cuarto y Quinto Pasos y se dio cuenta de que había cambiado su pasado. No había cambiado ninguno de los hechos; lo que pasó pasó. Pero al adoptar una nueva actitud sobre lo que había hecho y lo que los otros le habían hecho a ella, cambió para siempre su interpretación de los eventos pasados. El pasado ya no tenía el poder de afectarla como antes.

Al desprenderse, Shannon tuvo claridad y se sintió tranquila, receptiva y conectada. Sintió que la vergüenza y el miedo que cargaba desaparecían y que pasaba a una nueva etapa de la vida. No fue un despertar repentino, pero sintió una claridad y un sentimiento que estaba haciendo lo correcto que nunca había sentido antes.

ENCONTRANDO ECUANIMIDAD

Cuando Toshi se fue a vivir a Alemania por un año, sintió un espíritu de aventura y valentía. Llevaba tres años de sobriedad y creía que estaba suficientemente estable emocionalmente como para manejar un cambio tan drástico. Pero su optimismo empezó a desvanecerse poco después de llegar. Vivía con una familia que sólo hablaba alemán y no le resultaba fácil conocer a otra gente. Se sentía sola y aislada. Su aventura ya no le parecía tan buena idea. Empezó a sentirse deprimida e insegura de sí misma.

Un día, en que llevaba varias horas caminando sola, tratando de decidir si quedarse o volver a su país, pudo percibir un "pequeño destello" de paz dentro de ella misma. A pesar de toda su confusión exterior, había una cierta ecuanimidad. Esto le llamó mucho la atención y decidió volver la mirada hacia adentro en vez de enfocarse en sus problemas. La suya fue una experiencia meditativa de introspección, igual que hacemos en el Onceavo Paso.

Pronto Toshi se dio cuenta de que este "destello" la acompañaba por donde quiera que fuera. Podía volver la mirada hacia adentro y encontrarlo en cualquier momento. A veces el destello se volvía más grande y le llenaba de una paz interior. Y cuando era pequeño, todavía le brindaba serenidad y fe, aun en sus momentos más difíciles. El encontrar esta paz y ecuanimidad fue el comienzo de su despertar espiritual.

LA CONEXIÓN Y LA ACEPTACIÓN

Grace ha tenido dos despertares espirituales muy distintos. Estaba sentada en una junta de AA en una ocasión cuando se fijó en un letrero que decía: "No estás solo". Con una seguridad instantánea, supo que era verdad. Tuvo una profunda experiencia de unión y alivio, y una seguridad que le abrió el corazón y que le dijo que tenía el apoyo de la gente a su alrededor y además el de la vida misma.

En otra ocasión empezó a llorar por algo tan insignificante que ni siquiera se acuerda de cuál era el problema. Lloró hasta no poder más, "llorando hasta que se me acabaron las lágrimas", como dice ella. "Lloré durante horas. Era como si toda la tristeza que tenía dentro de mí saliera a la superficie". Cuando dejó de llorar, se sentía limpia y en paz. Llegó a aceptar todo lo que había pasado y todo lo que pasaría en el futuro. Fue el comienzo de su profundo compromiso con una vida espiritual.

AUMENTO GRADUAL DE LA CONSCIENCIA

Cada vez que Norma se da cuenta de algo en su recuperación lo percibe como parte de su despertar espiritual. Empezó en el Primer Paso cuando admitió que era impotente y continuó cuando empezó a creer en la existencia de un poder que la guiaría y la apoyaría. El despertar de Norma se hace cada vez más profundo y fuerte con cada Paso. Cada vez que se desprende y cada vez que tiene una nueva percepción acerca de sus emociones y su conducta lo aumenta.

"Todo el programa se trata de crear una consciencia más profunda de mi propia experiencia", comenta Norma. "Cuando veo cómo me relaciono con los demás y cuando veo lo que me está obstaculizando mi camino, mi perspectiva crece. Cada descubrimiento contribuye a mi integridad espiritual".

EL FLORECER DE LA ESPERANZA

A veces un despertar espiritual es simbólico, como lo fue para Julia. Julia tiene muchas historias que describen sus experiencias espirituales durante los quince años que tiene de sobriedad, pero un sólo evento la conmovió más profundamente que los demás.

Julia tenía una planta especial. Durante los diez años que la cuidó en su apartamento nunca había florecido. En un momento en su vida cuando sentía una desesperación total debido a algunas dificultades muy serias, la planta empezó a florecer. Sus pequeñas flores blancas le llenaron su apartamento de su fragancia. Era una señal de esperanza y promesa que necesitaba. Cuando terminó la crisis, las flores se marchitaron. "Vi las flores como una señal de las posibilidades que no me había imaginado todavía", dice Julia.

LA CONSCIENCIA ACERCA DE NUESTRO CUERPO

A veces el "despertar" es casi literal, sobre todo cuando hemos estado entumecidas y bloqueadas con nuestras adicciones. Marlene intuyó que su cuerpo por fin se había despertado. Cuando dejó de comer compulsivamente, su consciencia corporal cambió. Pudo experimentar nuevas emociones y sensaciones, nuevas dimensiones de su ser. Ya no veía a su cuerpo como un enemigo, que la humillaba por su falta de control. El despertarse de su letargo y el aprender a sentir su cuerpo fue un despertar espiritual. "Fue como volver a la vida", dice.

Este despertar físico forma parte del auto descubrimiento y de la espiritualidad más profunda de Darlene. Cuanto más consciente es, física, emocional y mentalmente, más conectada espiritualmente se siente. "La recuperación y la espiritualidad se tratan de ser quien soy y de aprender que el yo está conectado a todo lo demás," afirma ella.

¿Y AHORA QUÉ?

La recuperación no es algo que hacemos en nuestro tiempo libre o sólo cuando estamos en crisis. Habiendo tenido un despertar espiritual, sabemos que nuestra nueva manera de pensar, sentir y actuar no es compatible con el beber alcohol o con el usar drogas, dinero, comida o sexo de una forma adictiva. Es auto destructivo volver a este tipo de conducta sabiendo lo que ahora sabemos. Encontramos que cada vez que caemos en nuestra adicción es más estresante que nunca.

Sin embargo, una recaída siempre puede ocurrir y una de las maneras en que la evitamos es trabajar con otros. Esta es la espiritualidad activa del Duodécimo Paso. "Transmitimos este mensaje" para que otras personas puedan aprender de los Pasos y para que recordemos continuamente los principios básicos de la recuperación. Sea que nuestro despertar llegue de la noche a la mañana o a lo largo de muchos años, tendremos algo significativo que compartir con otra mujer que está en recuperación: un sentido de esperanza, de aceptación, de integridad y de entereza. Este es un mensaje poderoso para transmitir.

COMPARTIENDO NUESTRA EXPERIENCIA

Al compartir nuestras experiencias con otras descubrimos otra paradoja de la recuperación: *al dar recibimos más de lo que nos imaginamos.*

La recuperación es una experiencia mutua: damos y recibimos constantemente. Tomamos nuestro poder personal al ayudar a las demás a encontrar el suyo y la manera en que lo hacemos es mediante el compartir nuestra experiencia, nuestra fuerza y esperanza. Esto no significa que cambiemos a los demás, que les demos consejos ni que hagamos por ellos cosas que pueden hacer por sí mismos. Significa simplemente que compartimos con ellos cómo ha sido nuestra experiencia de recuperación. En las palabras de AA, compartimos: "cómo éramos antes, qué ocurrió y cómo somos ahora".[1]

La manera más sencilla de usar los Doce Pasos para ayudar a alguien es compartir las historias de nuestra adicción a la bebida o a las drogas, cómo empezamos la recuperación y cuál ha sido nuestra experiencia con los Pasos. AA se denomina un programa de "de atracción no de promoción", lo cual significa que la gente empezará la recuperación y querrá quedarse si ven que tenemos algo que ellos también desean, como continuar sobrias, pero no si intentamos venderles el programa. Lo único que tenemos para ofrecerles es nuestra propia historia y nuestra capacidad de escuchar y tener compasión con los demás.

El trabajar con los demás no se aplica solamente a los que acaban de llegar al grupo y quienes están luchando durante sus primeros treinta días de sobriedad y abstinencia, sino que significa también ofrecer apoyo a quien lo necesite. Podría ser alguien que lleve muchos años en el programa o alguien que ni siquiera está en un programa, como un pariente, un desconocido, un compañero de trabajo y que está teniendo dificultad. La intención es de ofrecer lo que podamos a la persona que está "todavía sufriendo", sea quien sea, y donde quiera que esté.

La manera en que transmitimos el mensaje es algo que decidimos nosotras. Podemos compartir nuestra experiencia de sobriedad y abstinencia en público o en privado. Sandy es muy abierta acerca de su recuperación en todos los aspectos de su vida, incluyendo en su clase de literatura, que enseña en una universidad. Sus revelaciones públicas han inspirado por lo menos a dos de sus estudiantes a que busquen ayuda con su problema con la bebida.

Muchas de nosotras deseamos tener más privacidad y anonimato y decidimos hacer la mayoría de nuestro trabajo de los Doce Pasos dentro de nuestro grupo de recuperación. En muchos programas de los Doce Pasos esto significa "hacer servicio" y "apadrinar", pero también puede significar simplemente estar presente cuando alguien nos necesita o llegar a una junta y escuchar.

Hacer servicio significa hacer las cosas necesarias para que una junta de Doce Pasos funcione sin problemas: poner las sillas, hacer café, pedir la literatura y ponerla en la mesa, reunir las donaciones, coordinar la junta, saludar a las nuevas personas, buscar e invitar a los presentadores. Para muchas mujeres es cómodo y fácil hacer estos papeles de servicio, todos los cuales son beneficiosos para el grupo y que nos animan a ir a las juntas consistentemente y a unirnos. Hacer servicio puede ser una excelente manera de empezar a unirse al grupo y al mismo tiempo contribuir con algo. Mediante el servicio, muchas de nosotras empezamos a pensar en cómo podríamos servir también a nuestra comunidad u otras partes del mundo más allá del grupo.

Apadrinar significa pasar tiempo con alguien que tal vez tenga menos experiencia con los Pasos y guiarla en su camino. No se trata de decirle a alguien lo que debe hacer ni de dar consejos sino de sugerir, observar y compartir su propia experiencia.

Ser madrina de alguien (apadrinar) es como ser la "hermana mayor", que ayuda a otra mujer a tener una perspectiva más amplia y a aclarar sus emociones. Pero como todo lo demás en la recuperación, el apadrinar es una relación de ayuda mutua. He aprendido muchas cosas de las mujeres a las que he apadrinado. Escuchar el dolor de otra mujer y observarla mientras trabaja con ese dolor ha sido a menudo un espejo de mi propia experiencia, que me ha ayudado a tener una nueva perspectiva acerca de mis propios sentimientos o recuerdos.

CUIDAR Y CUIDAR EXCESIVAMENTE

Puesto que se espera que la mujer sea abnegada, que cuide y que apoye a los demás, necesitamos tener cuidado al empezar el trabajo del Duodécimo Paso. Puede ser que, sin darnos cuenta, empecemos a cuidar excesivamente a los demás y que nos involucremos tanto en la recuperación de otras personas que no le dediquemos suficiente atención a la nuestra. Es igualmente común que intentemos hacer el trabajo del Duodécimo Paso para evitar nuestras propias emociones.

Al final de su primer año de sobriedad, Eve se encontró en un conflicto con su ex esposo acerca de las visitas con los hijos, lo cual le quitaba el sueño. Por mucho que trabajara con los Pasos no pudo dejar de preocuparse. Para ayudarla a pasar del nivel intelectual hacia el nivel de la experiencia directa, la madrina de Eve le sugirió que empezara a apadrinar a otras mujeres. Dijo su madrina: "Cuando todo lo demás no te da resultado, trabaja con otras".

Eve apuntó su nombre en una lista de madrinas temporales en una junta grande y pronto recibió una llamada de Christine. Cuando se conocieron, Christine dijo que todavía estaba bebiendo alcohol y habló de un hombre que había conocido en su primera junta. Después de unas cuantas conversaciones más Christine dejó de asistir a las juntas del grupo de AA.

Aunque su interacción con Christine la distrajo por un tiempo,

Eve se sintió como una fracasada cuando terminó. Ahora, años después, se da cuenta de que el haber apadrinado en ese momento de su sobriedad no era sabio. No le servía enfocarse en otra persona. Ahora en vez de enfocarse fuera de sí misma cuando se siente desequilibrada, enfrenta las emociones. En vez de intentar ayudar a alguien más, pide ayuda para sí misma.

La experiencia de Eve ilustra un punto importante: no podemos regalar lo que no tenemos. A menudo las mujeres corren para ayudar a los demás cuando en realidad ella mismas necesitan ayuda. En AA se refiere a esto como "el paso doble", es decir trabajar con el Primer y el Duodécimo Pasos, ignorando los que vienen en medio. Una recién llegada alcanza la sobriedad, admite su impotencia e inmediatamente empieza a transmitir el mensaje a otros. En AA se advierte que no hagamos esto porque "obviamente no puedes transmitir lo que no tienes".[2]

En vez de hacerlo así, queremos estar seguras de cumplir con nuestra responsabilidad de mantener nuestra sobriedad y abstinencia, explorando nuestra fe, examinando nuestro pasado, identificando nuestros patrones, aprendiendo a desprendernos de lo que no podemos controlar y de vivir la vida plenamente. Esto no quiere decir que tengamos que completar todos los Pasos anteriores antes de ofrecerle apoyo a otra persona. Pero lo que sí necesitamos hacer es construir una base si vamos a poder ayudar a alguien más.

Aun cuando tenemos una base fuerte, puede ser que tengamos que evitar la tendencia de dar demasiado de nostras mismas. Igual que Eve, Shannon sintió la tentación de transmitir el mensaje a alguien que no estaba lista para oírlo. Aunque sabía que había un límite en lo que podía hacer, tuvo que recordarse que no podía controlar el resultado de la situación.

El hermano de Shannon es adicto a las drogas legales. Su primer impulso fue mandarle el Libro Grande o de llevarlo a una junta, o por lo menos explicarle con todo detalle los síntomas de la adicción. Por fin le dijo: "Thomas, tienes un problema muy serio con las drogas legales. Si en algún momento quieres ayuda, estoy disponible para ayudarte a encontrarla".

Thomas discutió agresivamente con ella, diciéndole que no era adicto y que no se metiera en lo que no le importaba. Shannon simplemente repitió lo que le había dicho antes: si él quería ayuda, ella estaba disponible. Se sintió triste y aliviada a la vez; triste porque Thomas estaba destruyendo su vida con el uso de drogas legales, y aliviada de que ella hubiera podido resistir la tentación de salvarlo. Thomas nunca aceptó su oferta de ayuda.

Cuando queremos cuidar a los demás, a menudo tenemos que cerciorarnos de que estemos cuidándonos a nosotras mismas primero. A veces el reconocer nuestras limitaciones puede ser una de los aspectos más difíciles al apoyar a otras personas en recuperación.

PRACTICANDO LOS PASOS

A medida que trabajamos con los Pasos, aprendemos a hablar de los principios y el lenguaje del programa, o sea las palabras y frases que se usan en la recuperación, tal como: "Primero es lo primero", "Dejar nuestra vida y voluntad, "Sólo por hoy", "Mantenlo simple". Pero puede ser que necesitemos más tiempo para seguir esta sugerencias. Por ejemplo, tal vez sea fácil entender por qué "dejar nuestra vida y voluntad" es importante pero más difícil ponerlo en práctica.

Cuando llegamos al Duodécimo Paso probablemente estamos poniendo en práctica los principios del programa diariamente cada vez con más consistencia. . Como dice el Duodécimo Paso, "practicamos estos principios en todos nuestros asuntos". Entendemos las ideas sobre la recuperación y tratamos de *vivir*las.

A estas alturas hemos tenido la experiencia de desprendernos, de pedir ayuda y de asumir responsabilidad de nuestros patrones, hábitos y conductas. Estamos aprendiendo a volver la mirada hacia adentro para encontrar la tranquilidad, para aceptar las cosas que no podemos cambiar y para cambiar las cosas que podemos.

Esta manera de vivir probablemente ha llegado a ser más natural con el tiempo. Tal vez le sorprenda darse cuenta de que prefiere actuar de acuerdo con estos principios en vez de estar en la negación, aislarse y luchar para cambiar las cosas que están fuera de su control. Esta nueva manera de ser es un despertar espiritual. ¡Qué milagro poder participar en la vida de esta manera! El practicar estos principios es un regalo y conduce a una vida más equilibrada y feliz.

Cuando usted tiene que enfrentar una crisis posiblemente encuentre que vuelve automáticamente a sus nuevos principios para sostenerse. Tal vez descubra que los principios básicos del programa de los Doce Pasos funcionan tan bien en su vida diaria como cuando usted bebía alcohol o tomaba drogas.

Cuando el esposo de Julia le contó de su aventura amorosa con una mujer más joven y le pidió un divorcio, se sentía emocionalmente agobiada. Surgieron muchas viejas emociones autodestructivas: "No valgo, Soy despreciable, Es el fin del mundo". Pero inmediatamente Julia recordó un principio sabio y fundamental de la recuperación: *Sólo por hoy*. Aunque se sienta abatida hoy, el sentimiento no durará para siempre y sabe que puede encontrar apoyo para poder manejar el dolor.

"Quedándose en el presente" no le quita a Julia su dolor pero impide que entre en un pánico y que piense que se sentirá mal por el resto de su vida. Ella sabe que de todo este caos surgirá una nueva experiencia; no necesariamente la reconciliación con su esposo, pero alguna lección valiosa y que vale la pena. Tiene fe en que las cosas cambiarán y que ella también cambiará.

Cuando experimentamos el dolor de esta manera y usamos los principios del programa para ayudarnos a navegar el camino y crecer, estamos "echándole acción". Somos los ejemplos en vivo del poder de los Pasos y del poder curativo de la recuperación.

Con tan sólo cuidarnos, transmitimos el mensaje de la recuperación. La gente se fija en nosotras cuando enfrentamos los altibajos de la vida con integridad y ecuanimidad. Mostramos con nuestras acciones que es posible recobrar el equilibrio aun cuando la vida nos pone obstáculos en el camino.

Las mujeres cuentan con el programa para ayudarlas cuando están enfermas o en bancarrota, cuando están en prisión, cuando un ser querido se muere, y hasta para encarar su propia muerte. Una mujer que contrajo SIDA después de nueve años de sobriedad se rodeó de amigos de su grupo de AA. Mientras se acercaba a la muerte, lloraron juntos y se apoyaron. A cada amigo le conmovió su fortaleza y aprendieron de su valor. Y ella a su vez recibió consuelo de su presencia.

Cuando vemos a las mujeres aplicar los principios de la recuperación a los eventos estresantes de la vida diaria (los problemas con el cuidado de los niños, los problemas con el automóvil, la devolución de los cheques sin fondos, y la riñas matrimoniales), vemos su poder curativo en acción.

UNA RECETA PARA EL CAMBIO

Comoquiera que usted transmita el mensaje, recuerde que no está obligada a vender la recuperación a nadie (de todas maneras esto no funciona) ni de creerse una representante de un programa específico de los Doce Pasos. En vez de hacer esto, usted puede ser fiel a quien es y dar lo que tiene para dar: su experiencia, su fortaleza y la esperanza. Tal vez quiera comunicar los principios básicos del programa tanto como su perspectiva individual.

Para Maureen transmitir el mensaje es compartir una receta con una amiga. "Cuando consigues una receta que te gusta", comenta ella, "quizás empieces a modificarla, agregando un poco de algo, quitando otro poquito de otra cosa. Finalmente, la combinación de los ingredientes satisface tus gustos.

"Pero cuando le das las instrucciones a tu amiga tal vez te preguntes si le va a gustar tu versión personalizada de la receta. Tal vez a ella le gustaría más la versión original. O quizás querrá crear su propia versión de la receta, como lo hiciste tú". Entonces, Maureen sugiere que le dé ambas versiones a su amiga.

En cuanto a la recuperación esto puede significar que ofrecemos una explicación precisa y sincera de los Doce Pasos tanto como de nuestra propia experiencia personal, es decir, cómo revisamos, interpretamos, reelaboramos o adaptamos los Pasos para que fueran relevantes a nosotras.

Todas tenemos más que ofrecer que una recitación de los Pasos al pie de la letra. Podemos compartir nuestra historia como queramos. Con tal de que seamos honestas y sinceras, no podemos cometer un error. Es tan sencillo como decir: "Esto funcionó para mí y tal vez funcione para ti también".

Ocurre algo asombroso cuando compartimos nuestra experiencia: cuando nos oímos describir nuestra experiencia de recuperación, vemos cuánto ha cambiado nuestra vida. Para la mayoría de nosotras ha sido una larga y milagrosa jornada desde el Primer Paso hasta el Duodécimo. Sentimos un profundo agradecimiento cuando compartimos nuestra historia de recuperación con otra persona. Nos da la oportunidad de apreciar la nueva forma de vivir que tenemos, en la que estamos más *vivas, presentes* y *conscientes.*

Al compartir nuestra historia, tal vez podemos ver más profundamente en nuestro interior. A veces no sabemos quiénes somos ni cómo llegamos a donde estamos hasta que describimos nuestra jornada a otra persona. De esta manera al compartir nuestra experiencia, sigue el espiral hacia arriba. Recibimos más de lo que nos imaginábamos. En el ambiente de apoyo mutuo de la recuperación, dependemos de los demás como ellos dependen de nosotras, para desarrollarnos y crecer continuamente, y para llegar a ser quienes realmente somos. Habiendo tenido un despertar espiritual, nos volvemos íntegras. Encontramos de una manera equilibrada y llena de significado, una nueva dirección en nuestra vida, además de la alegría de vivir.

Un paso después

AL PRINCIPIO EMPLEAMOS LOS DOCE PASOS para recuperarnos de la adicción, para dejar de beber alcohol o de usar drogas. Pero al mirar el camino recorrido, vemos que los Pasos han creado una base sobre la cual podemos construir nuestra vida.

Antes de la recuperación muchas de nosotras nunca teníamos nada que nos pudiera guiar cuando nuestra vida se volvía difícil. Después de trabajar con los Doce Pasos para sanarnos de la adicción, descubrimos que podemos tomar lo que hemos aprendido y aplicarlo a otras cosas además del beber alcohol y usar drogas. El haber desarrollado los recursos interiores para enfrentar nuestra adicción nos permite cambiar muchos otros aspectos de nuestra vida de una manera que podemos *sentir*.

Las mujeres que han compartido su historia aquí dicen que han experimentado este cambio más dramáticamente en cuatro áreas de su vida: el ser interior, las relaciones personales, la sexualidad y la espiritualidad. Estas cuatro áreas son indicios muy poderosos del crecimiento que puede ocurrir en la recuperación. Son también áreas que pueden provocar una recaída. Pero estos asuntos no tienen que ser obstáculos en el camino. Son las áreas de la vida que dan verdadera profundidad y significado a la recuperación.

Las mujeres que enfrentaban problemas en cualquiera de estas áreas cuando estaban bebiendo alcohol o usando drogas ahora hablan de lo sorprendidas que están por la manera en que pueden manejar las situaciones difíciles o estresantes de la vida. A lo largo de la recuperación, encuentran herramientas para manejar las emociones y las situaciones que antes las agobiaban, las dejaban incapaces de funcionar o que las hicieron volver a beber o a usar drogas de nuevo. Encuentran una fuerza interior y una intuición que les permite saber lo que necesitan hacer para sí mismas.

Trabajar con los Doce Pasos desde la perspectiva de la mujer nos permite tomar nuestro poder personal y nos ayuda a cambiar nuestra vida. Crear una fuerza interior y creer que hay algo en el universo que nos está apoyando es lo que nos ayuda a saber que no estamos solas. Entonces podemos encontrar, para nuestra sorpresa, que el poder y la curación que se revelan en los Pasos nos permiten vivir con tranquilidad, con aceptación y serenidad, las cuales pueden transformar la manera en que experimentamos nuestro ser, las relaciones con otros, la sexualidad y la espiritualidad, que son la esencia de la vida.

Nuestro ser interior

AL PRINCIPIO DE LA RECUPERACIÓN lo esencial es enfocarse en el descubrimiento de sí misma. Cuando empezamos la recuperación, la expectativa que tenemos es que vamos a enfocarnos en el alcohol, las drogas, la comida, el sexo, el dinero o alguna combinación de éstos, o lo que fuera parte de nuestra conducta adictiva. La recuperación trata de la adicción, pero es mucho más: se trata de descubrir quién es usted y llegar a un entendimiento más profundo de sí misma.

Nuestro ser interior es el aspecto único de nuestra identidad y carácter. Nos ayuda a organizar nuestra experiencia y a entender nuestra realidad. Nuestro ser interior da significado y dirección a nuestras decisiones y nuestra conducta. Es la parte de nosotras que dice, Yo siento, Me gusta, Quiero, Sé.

Cuando éramos adictas, estábamos desconectadas de nuestro ser interior (nuestra experiencia, nuestros sentimientos y nuestro profundo conocimiento interior). Estábamos entumecidas y confundidas y no teníamos claridad ni contacto con nosotras mismas. Habíamos perdido nuestra capacidad de saber nuestra verdad y sin ese sentido de ser perdimos la capacidad de relacionarnos con otras personas.

"Me había perdido totalmente en mi adicción", dice Marta. "Y al perderme, no sabía lo que quería, lo que sentía, ni qué hacer. Estaba inconsciente, dependiendo de manera enfermiza de los demás y fuera de contacto conmigo misma, y así era también en mis relaciones, no sólo conmigo misma, sino con el universo y todas las cosas de la vida".

Empezamos a descubrir nuestro ser interior en la recuperación cuando admitimos que somos adictas. Esta es una paradoja de la recuperación: empezamos a curarnos cuando nos identificamos con la adicción que ha dañado nuestro ser interior. Cuando vamos a las juntas, nos presentamos diciendo, "Hola, me llamo ____ y soy alcohólica". Esta primera identificación con nuestra adicción nos ayuda a empezar el proceso de examinar nuestro ser interior. Más tarde, a medida que nuestra recuperación continúa, descubrimos que esta identificación es sólo un aspecto del ser interior.

"Durante los primeros tres o cuatro años de recuperación, me identifiqué como alcohólica. Era mi símbolo; así era yo, y alcohólica era lo único que podía ser. Hoy soy Maureen, y resulta que tengo una enfermedad, pero no empecé pensándolo así", dice ella.

El identificarnos honestamente con nuestra adicción tal vez sea nuestra primera oportunidad de pensar sobre nosotras mismas, de hacer la pregunta, ¿Quién soy yo? Esta pregunta nos conduce a un entendimiento más profundo del ser interior; nos lleva a lo que es constante y único en cada una en nosotras.

"Antes de empezar la recuperación pensaba que no había un ser interior", comenta Darlene. "Estaba congelada y tomaba medicamentos. El mirarme en el espejo llegó a ser imposible. O bien no quería ver quién estaba allí o no quería saber que no había nadie. Era aterrador no tener un ser interior que yo conocía. El preguntar, ¿Quién soy yo? y el definirme como una entidad aparte, con una identidad única era el siguiente paso grande de mi recuperación".

Para empezar a descubrir su identidad única tal vez pueda empezar a hacer una lista de palabras que describen quién es usted. Omita palabras como *madre* y *esposa* o títulos del trabajo. Estas palabras describen algunos de los papeles que desempeña usted, pero no son *quién* es.

Puede ser que tenga dificultad con este ejercicio y que no tenga nada que escribir en la lista. Quizás sea difícil pensar en palabras que describan quién *es* usted en vez de lo que usted *hace*. Trate de hacerlo con su madrina o una amiga. Pídanles a las personas en quienes confía que la ayuden a construir una imagen de sí misma. Encontrará que este proceso la anima a que profundice más en su interioridad para poder hacer la pregunta, ¿Quién soy yo? ¿Cuáles son las palabras que describen lo que es único de mí?

A medida que continúa su jornada con los Doce Pasos, su sentido de sí misma, su imagen de quién es usted, probablemente cambie. Siga trabajando en su lista a lo largo de su recuperación y vea cómo su imagen crece y cambia. Lo más probable es que, mientras que al principio usted se identificaba con su adicción, con el tiempo tendrá un entendimiento más complejo de quién es.

Este entendimiento más complejo del ser interior incluye los sentimientos que son únicos en cada una de nosotras. Entonces nuestra siguiente pregunta es, ¿Qué siento?

El reconocer nuestros sentimientos puede ser un proceso aterrador. Durante años evitamos nuestras emociones mediante la adicción. Bloqueamos nuestras emociones con el alcohol, las drogas, la comida o mediante otras conductas adictivas, para ignorar lo que estábamos sintiendo; de hecho, no *sentíamos* en absoluto. Era como si estuviéramos en una neblina perpetua. No estábamos en contacto con nuestras emociones y no estábamos muy conscientes de tener una vida interior.

Cuando renunciamos a nuestras conductas adictivas, a menudo nos sorprendía la fuerza de nuestras emociones. Muchas mujeres que están en las primeras etapas de la recuperación hablan de sentirse agobiadas por las emociones. "Antes de empezar la recuperación, estaba adormecida. No sabía lo que sentía ni quién era", dice Constance. "Con la sobriedad llegó una inundación de emociones, y finalmente pude reconocer y usar partes de mi ser que antes no usaba, mis talentos y cualidades, que no conocía".

Yo también experimenté esta confusión emocional después de alcanzar la sobriedad. Cuando empecé a sentir emociones no tenía ni idea de lo que eran. Lo único que sabía era que *sentía*. "Ay, Dios mío, estoy sintiendo… ¿qué es?", me preguntaba. No tenía ni idea.

Al principio puede ser que usted tenga sólo una vaga sensación. Tal vez ni tenga palabras para describirla. A menudo es útil mirar una lista de palabras que describen las emociones. A medida que empieza a aclarar sus emociones, poniendo en palabras las vagas sensaciones, se acerca más al descubrimiento de su verdadero ser.

Aunque lo que sentimos no constituye quiénes *somos,* el reconocer nuestras emociones forma parte del camino hacia el descubrimiento de nuestro ser interior. A medida que nos acercamos más profundamente a nuestro ser interior, encontramos que somos capaces de aclarar lo que sentimos. El explorar estos sentimientos nos lleva a una realidad interior todavía por descubrir, la cual con el tiempo revela más sobre el yo interior.

Una vez que empezamos a reconocer y a identificar nuestros sentimientos, empezamos a hacernos una tercera pregunta: ¿Qué me gusta, o qué quiero? Al examinar nuestros valores, comienza una relación entre nuestros sentimientos interiores y nuestras conductas exteriores.

Cuando éramos adictas, a menudo no actuábamos de acuerdo con nuestros propios valores. Muchas de nosotras decíamos: "No me emborracharé en la boda de mi hijo", pero lo hicimos; o "Jamás tendría yo una aventura amorosa", pero lo hicimos; o "Nunca comería demasiado pastel de chocolate en un lugar público", sin embargo comimos trozo tras trozo. Cada vez que hacíamos algo que no tomaba en cuenta nuestros valores, sufríamos una pérdida de nuestro ser interior y un sentimiento de baja auto estima.

"El actuar en contra de mis valores durante mi adicción me provocaba vergüenza", comentó Darlene. "Me decía, 'Jamás voy a conducir borracha cuando recojo a los niños de la escuela', y luego lo hacía. Eso provocaba en el fondo de mi ser un sentimiento de indignidad y entonces quería dejar mis relaciones. Quería esconderme y romper las mismas relaciones que más me importaban".

Cuando empezamos a reconocer que nuestros sentimientos nos están señalando que no nos gusta algo que estamos haciendo, volvemos a conectar nuestra realidad interior con nuestros valores. Este es el proceso de ampliar nuestra capacidad de sentir. El poder sentir una variedad más grande de emociones nos da el poder de crecer y de ser las que verdaderamente somos. El entender que tenemos un ser interior y un ser exterior nos permite ampliar nuestra comprensión del yo. Entonces podemos conectar el ser interior y el ser exterior, haciendo que coincidan nuestros sentimientos, valores y necesidades con nuestras decisiones y conductas. Pero primero tenemos que estar en contacto con nuestra realidad interior para poder saber qué es lo que estamos sintiendo.

¿Qué siento? ¿Qué necesito? ¿Qué quiero? La mayoría de las mujeres luchan para encontrar las respuestas a estas preguntas porque nos enseñaron a poner primero las relaciones con otras personas: ¿qué quiere él?, ¿qué necesitan ellos?, ¿qué le gusta a ella? A menudo el acto mismo de examinar nuestras propias necesidades y deseos se pierde en nuestros esfuerzos de responder a los demás.

Aun si nos hacemos estas preguntas, frecuentemente ajustamos las respuestas para estar de acuerdo con las expectativas de los demás. Muchas de nosotras aprendimos a definirnos en términos de nuestros papeles: soy la hija de alguien, la amante de alguien, la esposa de alguien. Esperábamos que otros nos dijeran si estábamos cumpliendo con nuestros papeles, que nos dijeran que estábamos bien. Al buscar la aprobación de los demás, escondimos lo que sentíamos y deseábamos para ganar su aceptación. Finalmente perdimos contacto con nuestras emociones y deseos y separamos nuestro ser interior de nuestra vida exterior.

Este patrón de separarnos de nuestro ser interior es inculcado por la sociedad y se hace más complicado con la adicción. La adicción se puede definir como el descuido continuo del yo a favor de algo o alguien más. De hecho, cuando somos adictas a algo, habitualmente nos abandonamos a nosotras mismas, a quiénes somos y lo que necesitamos.

Para muchas de nosotras es especialmente difícil mantener un sentido de nosotras mismas cuando estamos en una relación. Bebíamos alcohol o tomábamos drogas cuando nuestras relaciones eran dolorosas, insatisfactorias o abusivas. Quizás hayamos acompañado a nuestra pareja cuando bebía alcohol o tomaba drogas para poder sentir una conexión, por muy tenue que fuera. Tal vez hayamos tenido muchas conductas adictivas para poder adaptarnos a la relación que estuviera disponible, y después supimos que habíamos perdido nuestra autoestima y el sentido de nosotras mismas.

Jackie, una compradora compulsiva, usaba el dinero como estrategia para mantener las relaciones. "Llegué al programa de los Doce Pasos porque me hacía de deudas compulsivamente y eso se relacionaba mucho con el sentido que tenía de mí misma", dice ella. "Gastaba compulsivamente, ignorando la relación entre mis gastos y mis ingresos, generalmente porque pensaba que tenía que tener o hacer algo para ser más aceptable a otras personas, sobre todo a los hombres. Estaba tratando de aumentar mi autoestima y de reducir las posibilidades de que la gente me abandonara".

Tal vez pensemos que nuestras adicciones están aumentando nuestro sentido de nosotras mismas porque nos mantienen conectadas en las relaciones. En realidad, son autodestructivas. "Me perdí en mi adicción y con la gente", comenta Jackie. "Estaba confundida acerca de lo que sentía y me ponía en peligro. Estaba continuamente deprimida y viviendo al borde del peligro en el intento de sentirme más viva y conectada".

Ni el alcohol ni las drogas ni el sexo ni gastar dinero nos ayudaba a formar ni a retener los lazos emocionales que nos mantenían vivas y conectadas; nos aislaban aun más. Casi todas las mujeres adictas hablan del aislamiento y el alejamiento. A medida que nuestra vida está cada vez más enfocada en la adicción, nos volvemos más limitadas por las exigencias de la misma.

La recuperación tiene que ver con la ampliación. El camino de los Doce Pasos es un espiral que se ensancha cada vez más. Al principio, todo giraba entorno a nuestra adicción. Luego cuando empezamos nuestra recuperación, nuestra vida empieza a extenderse. El objetivo de nuestra adicción ya no nos ata tan estrechamente. Empezamos a incluir a más gente y más experiencias en nuestra vida. Este es el proceso de ampliar el ser interior.

Comenzamos a abrir nuestro ser cuando vamos a nuestra primera junta de los Doce Pasos. Primero nos identificamos con nuestra adicción y admitimos que somos impotentes ante ella. Luego empezamos a aumentar nuestra percepción de nosotras mismas compartiendo nuestra experiencia y oyendo el eco de nuestra experiencia en boca de otras personas. Expandimos nuestro ambiente, nuestro mundo y nuestra experiencia compartida.

Cuando estábamos aisladas, cuando la vida giraba en torno a salir de la casa para ir a comprar una botella de licor y regresar, nuestra visión del mundo y nuestro sentido de nosotras mismas eran muy estrechos y limitados. Mientras más cosas hacemos y más gente incluimos en nuestra vida, más aumentan nuestro mundo y nuestra experiencia. Cuando estamos conectadas con más gente, tenemos una mayor capacidad de vernos de diferentes perspectivas.

Mediante estas experiencias, con el tiempo llegamos a conocer y nombrar nuestros valores, deseos, necesidades y sentimientos. Llegamos a saber quiénes somos sin nuestras adicciones y los papeles que hacemos. Nuestra recuperación es un proceso de ser nosotras mismas mediante el hacer preguntas, aprendiendo y nombrando el ser interior de maneras nueva y diferentes.

Es por este proceso de recuperación que nuestro sentido de nosotras mismas empieza a nacer. Como dice Sandy, "La recuperación es cuando miras hacia adentro y empiezas a preguntarte, ¿Qué pienso?, ¿Qué siento? ¿Cuál es mi verdad?, ¿Cuáles son mis opciones? Entonces, puedes empezar a buscar la verdad dentro de ti misma, descubriendo lo que es apropiado para ti, no lo que va a complacer o hacer feliz a otras personas. Literalmente, necesitamos dar a luz al yo.

El camino espiritual de los Doce Pasos nos guía hacia el reconocimiento y la redefinición. En el Primer Paso nos derrotamos ante una identificación honesta con nuestra adicción, lo cual nos ayuda a etiquetarnos como adictas. En los Pasos Segundo y Tercero encontramos que la derrota nos conduce a un Ser más profundo y sabio, un Poder Superior, comoquiera que lo definamos. Esto nos permite aceptar una nueva y más profunda autodefinición.

Nuestro yo se amplía de un yo adictivo unidimensional a un yo polifacético que vive en relación con los demás y con Dios, tal como lo/la concebimos.

Los Cuarto, Quinto, Sexto y Séptimo Pasos se tratan de llegar a conocernos a nosotras mismas. Continuamos ampliando nuestro yo cuando decidimos reconocer y aclarar nuestras conductas autodestructivas e identificamos lo que tenemos de bueno.

Julia sabe lo importante que es que las mujeres vean lo que tienen de bueno. "Muchas mujeres están más que listas para lanzarse a hacer sin miedo un inventario moral muy duro, buscando sólo lo negativo," comenta. "A las mujeres se nos habla constantemente de nuestros defectos de carácter, por eso somos muy buenas para reconocer nuestros defectos. A menudo no pedimos que los demás se responsabilicen de sus acciones y asumimos toda la responsabilidad y la culpa. Durante toda la vida nos hemos criticado, buscando lo que no está bien. Nos resulta difícil decir lo que tenemos de bueno y cuáles son nuestras cualidades. Un aspecto clave para volver a descubrirnos es también reconocer lo que tenemos de bueno".

Sandy está de acuerdo de que un elemento importante de los Pasos es reconocer las buenas intenciones que están por debajo de nuestros "defectos" y fallas.

"El Quinto Paso, admitir nuestras fallas, debe incluir, para las mujeres, una admisión de nuestras cualidades, nuestros talentos, nuestra belleza y sabiduría también. Todo esto viene de nuestro Creador /nuestra Creadora y hay que celebrarlo", dice ella.

Cuando nos identificamos con nuestros puntos fuertes, empezamos a crecer y prosperar. Entonces podemos empezar a descubrir y a definir el yo interior de maneras más amplias en las relaciones personales. Nuestras experiencias de conexión con los demás, en maneras nuevas y más sanas, conducen a ideas más amplias sobre nuestro ser interior.

El camino nos ha llevado de nuevo al punto donde empezamos: las relaciones. Pero nos sorprende ver que no estamos exactamente en el mismo lugar. Esta vez no nos identificamos sólo con nuestras adicciones ni con los papeles que jugamos en la vida.

Poco a poco reclamamos lo que es nuestro derecho. "Ahora tengo un sentido más profundo de mí misma", comenta Darlene. "Tengo una esencia que he reclamado, y al reclamar mi esencia (mi ser interior), he encontrado el valor para construirme de nuevo y para llegar a ser quien actualmente soy. Para poder hacerlo tuve que alcanzar la abstinencia y no podía hacerlo sola. Necesitaba dirección y apoyo".

Seguir el camino de los Doce Pasos nos conduce a un sentido más profundo de nosotras mismas. Pero, ¿qué hacemos cuando llegamos?

"Caminar este sendero es necesario para poder encontrar nuestro ser interior pero yo digo que el ser interior sin relaciones personales (igual que la fe sin obras) está muerto", dice Katy. "En realidad, para mí, no es posible trabajar para sentirme bien conmigo misma sólo con el propósito de encontrar mi yo interior. Mi verdadero sentido de mí misma viene de las obras, la acción y de relaciones sanas".

El identificarnos por nuestra adicción nos abre la puerta a una realidad interior no explorada, donde descubrimos por primera vez el yo. Este yo interior se amplía a medida que identificamos los atributos y sentimientos que son únicos en nosotras. Cultivamos una profunda reconexión con el ser interior, con nuestros valores y con las relaciones que afirman la vida. Empezamos a vivir desde el interior de nosotras en vez de empezar con lo superficial.

"En cierto sentido, nos hemos desviado de nuestro propio camino", dice Grace. "Pero la recuperación es volver a nosotras mismas, a nuestros puntos fuertes, a nuestra manera de saber y de existir en el universo. Volver al sano juicio significa volver a nuestro ser más profundo".

Las relaciones personales

Al aprender a ser honestas con nosotras mismas (al saber lo que sentimos, al saber cuáles son nuestras necesidades y valores), llevamos este conocimiento interior a nuestras relaciones con otras personas. En la recuperación, empezamos a elegir mejor con respecto a nuestras relaciones y aprendemos a crear relaciones basadas en el cuidado mutuo tanto como el cuidado de nosotras mismas.

Las relaciones que creamos durante la recuperación son el marco de referencia dentro del cual hacemos nuestro trabajo curativo. Conocemos a otras personas en recuperación que están dispuestas a escuchar sin criticar ni juzgar, y quienes comparten sus experiencias, para que nos sintamos conectadas y seguras de que no estamos luchando solas.

Igual que un bebé necesita un ambiente seguro y de cuidados para poder crecer y desarrollarse, asimismo lo necesitamos nosotras. Todas necesitamos un lugar donde nos sintamos seguras, amadas, comprendidas y bien cuidadas. En este tipo de ambiente nos curamos.

Las relaciones son la tierra fértil que alimenta nuestra vida. Somos quienes somos en relación con otras personas: nuestra pareja, hijos, jefes, compañeros de trabajo, vecinos, amigos y familiares. Todos estos lazos emocionales nos dan un sentido de nosotras mismas y de valor propio.

De hecho, las mujeres tienden a establecer su identidad en

relación a otras personas. Esto no significa que nuestra identidad se derive de otras personas, sino que *tenemos la capacidad de descubrir nuestro potencial para la autenticidad, la capacidad y la entereza en las relaciones.*

En las mejores circunstancias, prosperamos y crecemos como resultado de las relaciones significativas con otro seres humanos. "Las mujeres tienden a encontrar satisfacción, placer, realización y un sentimiento de valor si las actividades de su vida provienen de su conexíon con otros y conducen a la misma", comenta la Dra. Jean Baker Miller.[1]

Este deseo de sentirse conectada con otras personas puede ser sano y aumentar la calidad de la vida. Pero cuando estamos en una relación abusiva, este deseo se distorsiona y causa daño y dolor.

"El asunto esencial para las mujeres son las relaciones", dice Shannon. "Pero, la verdad, creo que muchas mujeres han estado o están en relaciones que han sido dañinas, lastimosas y dolorosas".

Muchas de nosotras no nos criamos en las mejores circunstancias. Tal vez hayamos experimentado abuso físico o sexual en nuestra familia o cuando éramos muy jóvenes. O quizás nuestra familia haya sido incapaz de darnos el amor, la seguridad y el sentido de valor que necesitábamos. Nuestras relaciones de adulta quizás hayan sido igualmente vacías o abusivas. Estas violaciones o faltas de conexión pueden crear un vacío.

Como Shirley, algunas mujeres usaban alcohol y otras drogas para llenar el vacío de las relaciones de su niñez o juventud. "Mi padre bebía, a veces mucho y cuando bebía, se ponía furioso y me pegaba. Desde temprana edad, luchaba constantemente para sentirme bien conmigo misma, para sentirme valorada para hacer que mis padres se sintieran orgullosos de mí", dice Shirley. "Ésa fue mi necesidad esencial. Me sentía despreciada y sentí un vacío dentro de mí, por eso bebía".

A veces caemos en una adicción para formar y mantener relaciones. Tal vez hayamos estado en una relación con una persona adicta y creíamos que la manera de hacer o retener la conexión con nuestra pareja era beber alcohol o tomar drogas como lo hacía él o ella.

"Mi novio salía a beber todas las noches", dice Natalie. "No podía convencerlo de que hiciera cosas conmigo, y me sentía sola y abandonada. Finalmente decidí que si él no quería hacer nada conmigo, por lo menos yo podía salir a beber con él".

En algún momento empezamos a darnos cuenta de que la adicción no llenaba el vacío, ni borraba la realidad ni creaba ni mantenía los lazos que deseábamos. La adicción, tanto como nuestro sentimiento de baja autoestima, nos tenían presas en relaciones que más bien destruían en vez de fomentar nuestro sentido de nosotras mismas. Seguimos sintiéndonos desconectadas, impotentes, confundidas y despreciadas.

Para algunas mujeres este sentimiento de confusión y falta de conexión tal vez haya conducido a aun más alejamiento y aislamiento. Durante los años que bebía Julia se consideraba una "extraña", como si estuviera en el planeta equivocado. Le parecía que todos los demás sabían cómo pensar, actuar, sentir y responder a la vida, pero ella no tenía ni idea, y se odiaba por sentirse tan inadecuada. Llegaba a sus relaciones con su autoestima dañada, lo cual causaba aun más desesperación e infelicidad.

"Cuando te odias a ti misma, permites que la gente tenga poder enorme sobre ti", comenta Julia. "Todas mis relaciones estaban distorsionadas y desequilibradas. Sólo podía empezar a tener relaciones sanas cuando me sentía mejor conmigo misma".

Como muchas mujeres que no aguantaban su sentimiento de insuficiencia y falta de valor, Lois decidió que quería estar sola. "No me aceptaba a mí misma y por eso no aceptaba a nadie más", dice ella. "Simplemente no tenía la energía para relacionarme con otras personas".

Hay otra manera en la que nuestra adicción distorsionaba o nos desconectaba de nuestras relaciones: creaba un malestar en cada una de nuestras relaciones. Cuando teníamos que elegir entre nuestras relaciones y nuestra adicción, escogíamos lo que dañaba nuestras relaciones.

La adicción de Darlene interfirió directamente con su capacidad de criar a sus hijos y de ser el tipo de madre que quería ser. "Estaba totalmente ensimismada, sin tener ninguna capacidad de formar lazos emocionales", recuerda Darlene. Como madre, era crítica exigente, inmadura, ensimismada y emocionalmente ausente; en pocas palabras una madre muy mala. La adicción era prioridad".

Hasta nuestras relaciones mismas quizás hayan sido adictivas. Tal vez estábamos tan enredadas en nuestras relaciones que perdimos nuestra propia identidad (como Natalie, que "compartía" la adicción con su pareja, o como otras que han intentado llenar el creciente vacío que las sustancias adictivas no podían llenar). Nos enfocábamos intensamente en "proteger nuestro acceso a las drogas o al alcohol" o en evitar "el síndrome de abstinencia" de la atención, el sexo, el estatus, la compañía o lo que recibiéramos de la relación.

Este sentido de desesperación (¿Por qué no ha llamado él? ¿Ella está pensando en mí? ¿Cómo puedo ser más complaciente para poder conseguir lo que quiero?) no conduce a relaciones genuinas, a la verdadera intimidad y el cuidado mutuo.

Mientras que estuviéramos en un estado en el que nos avergonzamos de nosotras mismas y en desconexión de nuestro verdadero valor y mérito, buscábamos relaciones que nos transmitían el mismo mensaje que nos decíamos a nosotras mismas: que estábamos perdidas, que éramos ineptas y carentes de alguna cualidad valiosa que poseen todos los demás. Era un círculo vicioso que terminó con nuestra jornada de los Doce Pasos.

El motivo de nuestro sufrimiento y a menudo de nuestra adicción era nuestros lazos emocionales, las relaciones en las que esperábamos encontrar satisfacción y un sentido de valor propio. Pero una de las paradojas de la recuperación es que aunque nuestras relaciones nos causaban dolor y sufrimiento, nuestras relaciones también nos van a curar.

En las etapas iniciales de la recuperación tal vez sea difícil descubrir maneras de crecer en relación a otras personas sin acceder a cosas que son dolorosas. En el pasado, estar en una relación significaba renunciar a nuestras necesidades y esconder nuestros sentimientos para satisfacer las necesidades de otra persona, o cambiábamos para mantener la relación. Cuando hablamos del ser interior que crece y prospera en una relación, hablamos del desarrollo personal tal y como se manifiesta en relaciones sanas de todo tipo.

"Veo el yo interior como la manera de ser en una relación", dice Grace, "y estoy refiriéndome a todo tipo de relación, no sólo a nuestras relaciones de más importancia o las relaciones sexuales. Son las relaciones entre madre e hijo, entre hermanos, con los abuelos, con la vecina, con el jefe. Todas estas maneras de relacionarnos con otros seres humanos nos dan un sentido de nosotras mismas y de valor propio".

No nos recuperamos solas. Nos curamos en relación y en conexión con otras personas. En la recuperación pasamos del aislamiento a la conexión.

Considere lo que pasa en las juntas los Doce Pasos. Llegamos adictas y solas y encontramos que otras comparten nuestra experiencia; podemos pedir y recibir ayuda; podemos decir nuestra verdad y escuchar a las demás decir la suya; podemos ser vulnerables y al mismo tiempo sentirnos seguras y protegidas.

"En los primeros tiempos de mi recuperación estaba absorta en el dolor y en el miedo del medio ambiente que me rodeaba: mi relación, el abuso físico, el alcohol", dice Shirley. "Pero el espíritu de cuidado de las juntas y el ánimo que me dieron me ayudaron a salir de mi situación. Fue mediante la aceptación del grupo, el sentimiento de permanecer y el compañerismo de las juntas que pude salir de esa relación y de mi adicción".

Nuestras relaciones familiares, las amistades y nuestras relaciones amorosas tal vez hayan sido abusivas, en aislamiento y caracterizadas por una falta de conexión. Quizás hayan contribuido a nuestra adicción. Pero en recuperación, empezamos a formar lazos emocionales sanos, relaciones que son "mutuas, creativas, energéticas y que son fuentes de poder personal para todos los participantes".[2]

"Hasta que empecé la recuperación, nunca me asociaba con el tipo de persona que respetaba — gente que era creativa y exitosa en su mundo interior tanto como en el exterior", comenta Jackie. "Yo era 'adicta' a no obtener lo que yo quería y no me permitía tener relaciones gratificantes. Con el tiempo he podido aceptar cada vez más gratificación y la calidad de mis relaciones ha aumentado. La gente con quien me asocio es divertida, me ofrece amor y apoyo, y me anima y me inspira en mis esfuerzos creativos".

Al trabajar con los Pasos *en relación* con otras personas empezamos a curarnos a nosotras mismas y nuestras relaciones. En el Segundo Paso nos abrimos a una relación con un Poder más grande que nosotras, que nos ofrece curación y apoyo. Empezamos a sentirnos menos solas y extrañas a medida que tomamos consciencia de que no tenemos que curarnos solas.

Los Pasos Cuarto y Quinto proporcionan un espejo en el que

nos vemos reflejadas y nos dejamos ver. Podemos empezar a tener compasión por nosotras mismas cuando empezamos a comprender cómo nuestro dolor nos ha hecho construir las defensas (o los defectos) que usamos para protegernos. Cuando una madrina o una amiga de confianza escucha nuestra historia y nos acepta tal cual, aprendemos a vernos a nosotras mismas y nuestra conducta con objetividad y sin juicios.

La primer vez que Shirley hizo el Cuarto Paso, sólo podía ver las heridas y el dolor de su pasado. "Más adelante en mi proceso, al lograr más entendimiento, hice el Cuarto Paso de nuevo", dice Shirley. "Hice un esfuerzo consciente de asumir responsabilidad de las cosas que pasaban en mi vida. Vi que había mentido, engañado, robado, manipulado, estafado, pegado, intimidado y había sido agresiva; ¡qué lista! Podía simplemente asumir la responsabilidad de mis actos, sin juzgar si tenía razón o no. Con el cuidado y la afirmación que recibí, pude ver los aspectos de mi personalidad que necesitaba curar y los que necesitaba cambiar".

Al hacer una conexión directa con otra persona en el Quinto Paso, aprendemos lo que pasa cuando dejamos que los demás nos vean. Al compartir nuestra historia, permitimos que otra persona nos conozca y que nos acepte como somos. Esto llega a ser un modelo para otras relaciones, un modelo de lo que es dar y recibir aceptación. Aprendemos a tomar el riesgo de ser honestas y abiertas, de decir en voz alta nuestra verdad interior.

Las relaciones nos ayudan a curarnos y a cambiar. Nos ayudan a hacer el trabajo interior necesario para formar una relación auténtica con nosotras mismas, la cual es necesaria para tener relaciones sanas con otras personas en el mundo.

Antes de poder formar relaciones sanas, tal vez sea necesario desprendernos de las relaciones destructivas que manteníamos porque queríamos amor y afirmación, porque teníamos miedo de no poder vivir solas, o porque temíamos no poder encontrar nada mejor. Quizás también queramos desprendernos de las relaciones que estaban basadas en las adicciones de antes al alcohol y a las drogas.

Hay otras maneras de desprenderse. Tal vez necesitemos aprender a ser menos controladoras en nuestras relaciones. Ahora que estamos en recuperación, quizás queramos que nuestra pareja esté en recuperación también. Igual que Shannon, cuyo hermano es adicto a las drogas legales, nuestro primer impulso tal vez sea mandarle a un amigo, pareja o familiar el Libro Grande, o de llevarlo/la a una junta o conferencia acerca los síntomas de la adicción. Recuerde, los programas de los Doce Pasos tienen como propósito atraer, no hacer propaganda. Muchas veces lo único que podemos hacer es vivir una vida ejemplar y desprendernos, dejando que los demás encuentren su camino en su tiempo debido.

Quizás también tengamos que aprender un desprendimiento emocional. ¿Cómo reaccionamos cuando los demás responden negativamente o no responden en absoluto a los cambios que manifestamos? El permanecer centradas en nuestra recuperación y el trabajar con los Pasos nos ayudan a permanecer enfocadas en nosotras mismas. Entonces podemos empezar a formar nuevas relaciones y nuevas maneras de actuar en las relaciones que ya tenemos.

A medida que trabajamos con los Pasos, empezamos a practicar la auto aceptación y por extensión, la aceptación de los demás. Cuando dejamos de juzgarnos severamente, empezamos a ser menos críticas con los demás también. Esto abre el paso a que tengamos relaciones más honestas y amorosas. Nos volvemos más receptivas a las experiencias de los demás sin perder de vista lo que estamos experimentando nosotras.

A medida que nos aceptamos a nosotras mismas y a los demás, y al desprendernos de las relaciones destructivas, del deseo de controlar y del apego emocional, desarrollamos nuestra capacidad de tener relaciones auténticas e íntimas con nosotras mismas y con los demás. Empezamos a amar con desprendimiento. El desprendimiento significa "ver la realidad tal como es, no como nos gustaría que fuera. Significa desprenderse de la inflexibilidad de sus planes, suposiciones y expectativas. Por último, significa desenredar sus barreras personales de las de otras personas, aclarando dónde están o deben estar sus límites".[3]

A medida que desarrollamos un sentido más claro de nosotras mismas y de los demás, pasamos a los Octavo y Noveno Pasos. Al hacer reparaciones de daños, examinamos cómo nuestra conducta contribuyó (o sigue contribuyendo) a nuestros problemas en las relaciones. No solamente pedimos perdón sino que vivimos nuestras reparaciones siendo responsables de nosotras mismas y sensibles con los demás. Como dice Marta, "En cada situación ahora puedo responder en vez de reaccionar. Eso significa tomar tiempo para reflexionar sobre la situación y tomar una decisión acerca de la mejor respuesta posible".

Así es nuestro ser interior en recuperación con respecto a las relaciones personales. Los Pasos nos invitan a detenernos, a reevaluar el significado de las relaciones y a aprender a formar relaciones sanas con otros desde la perspectiva de nuestro ser interior, el cual crece y expande.

La recuperación requiere expandirse. Mediante los Pasos, creamos y cultivamos una vida interior, un sentido de nuestros valores, sentimientos y creencias. Luego integramos nuestra vida interior con la exterior— con nuestras acciones y con las demás personas en el mundo. La recuperación nos da la oportunidad de elegir mejor con respecto a las relaciones: podemos tomar la decisión de establecer y sostener relaciones sanas.

¿Cómo reconocemos una relación sana cuando se nos presenta? En primer lugar, una relación sana es una relación honesta. En una relación sana podemos ser honestas con nosotras mismas y con las otras personas.

"Hoy, puesto que me quiero a mí misma, cultivo lo mejor de mí misma siendo honesta conmigo misma y con lo que está pasando dentro de mí. 'Sé honesta contigo misma", comenta Jackie. "Trato de hacer esto en todas mis relaciones. Cuando no lo hago, es casi como prostituirme; hay algo que quiero conseguir y es una forma de manipulación. Lo que necesito hacer es ser directa y honesta acerca de lo que estoy sintiendo y dejar que los demás respondan como quieran".

Una relación sana es una relación equitativa. La igualdad significa que ninguna de las dos personas depende de la otra para que le dé lo que le falta.

"Soy un ser humano maduro y capaz ante todo, y una persona igual en una relación", comenta Sandy. Al principio de mi recuperación no me sentía capaz y dependía demasiado de las otras personas en mis relaciones. Dejaba que ellas me cuidaran física y emocionalmente".

Las relaciones equitativas existen cuando ambas personas pueden dar y recibir sin tener que controlar al otro para sentirse seguras. Dice Sandy: "Mientras menos dependo de la otra persona, más honesta puedo ser. Y cuando soy honesta acerca de lo que quiero y necesito, el desequilibrio del poder en la relación ya no existe. La recuperación me ha enseñado que el ser honesta y directa funciona mejor en todas las circunstancias".

En una relación sana cada individuo es libre para conocer a la otra persona y dejarse conocer por ella, sin miedo de ser manipulado ni traicionado. Cada persona puede revelar su ser interior y confiar en que la otra respetará su experiencia y sus sentimientos.

Otros elementos de una relación sana son la compasión, la sensibilidad y la comprensión hacia la experiencia de otra persona. La capacidad de valorar la experiencia de alguien más es la esencia de las relaciones gratificantes. La compasión es la capacidad de acompañar a otra persona es sus pensamientos y emociones sin perder contacto con los nuestros[4].

En su recuperación Julia está cultivando la compasión siendo honesta y mostrándose tal como es en sus relaciones. "Las personas que me quieren, me quieren por las mismas cualidades que yo valoro en mí misma", dice. "Ellos me comprenden y me quieren a pesar de mis debilidades, defensas y vulnerabilidad. Como resultado, tengo mucha tolerancia por la gente; por las personas que son diferentes a mí y que han tenido experiencias diferentes".

A continuación se enuncian las cualidades de las relaciones sanas o lo que según Miller, son las relaciones que estimulan el crecimiento personal:

- *un mayor sentido de entusiasmo y vitalidad:* significa que todos los participantes en la relación se sienten energéticos, estimulados y llenos de vida
- *existen posibilidades de tomar el poder personal:* significa tener la libertad de elegir en la relación y de actuar de acuerdo con las elecciones
- *conocimiento de una misma y de la otra persona:* nace de la interacción y la exploración que son posibles en un ambiente de aceptación
- *un sentido de valor propio:* ambas personas lo sienten debido a que pueden comunicar sus verdaderos sentimientos

- *un deseo de tener más conexión* entre las dos personas y con otros, con el fin de ampliar el auto descubrimiento [5]

Tal vez muchas de nosotras experimentemos estas cualidades que tienen las relaciones por primera vez en la recuperación. El llegar a conocernos a nosotras mismas y el permitir que otros nos conozcan crean entusiasmo acerca de las posibilidades en las relaciones. El estar en contacto con un Poder Superior y con otras personas que están en recuperación amplía nuestra experiencia del yo interior, aumenta nuestro sentimiento de valor propio y nos da el poder personal de actuar en maneras sanas.

Reconocer, escoger y mantener relaciones sanas que estimulan el crecimiento es el primer paso en la jornada hacia la intimidad. Pero la intimidad tiene un lugar en otros tipos de relaciones también: en las amistades y en las relaciones familiares. La intimidad forma parte de toda relación en la que estemos dispuestas a dejar que nos vean y conozcan. Ocurre cuando estamos abiertas y vulnerables y dispuestas a compartir nuestro ser interior más profundo.

Una verdadera relación íntima es mutua: "Cada persona puede expresar sus sentimientos, pensamientos, percepciones… y puede ser conmovida por las emociones de la otra persona. Tales relaciones se caracterizan por la influencia mutua, las consecuencias mutuas y una sensibilidad recíproca". [6]

Ruth, cuyas amistades no eran sinceras y eran vacías cuando estaba bebiendo alcohol, comenta, "Ahora que he alcanzado la sobriedad, estoy consciente de quiénes son mis amigos más cercanos e íntimos. Tengo relaciones maravillosas, caracterizadas por un compromiso mutuo de crecer, cambiar y ser honestos".

En una relación madura e íntima, también hay reciprocidad, un interés mutuo en dar o recibir, a la vez que permanecemos en contacto con nuestro ser interior. La Dra. Janet L. Surrey describe esta reciprocidad a continuación:

> *Es tan importante comprender como ser comprendido, tomar nuestro poder personal tanto como apoyar a los demás a que tomen el suyo.... Todas nosotras probablemente tengamos la necesidad de sentirnos comprendidos o "reconocidos" por los demás.... Las mujeres, a lo largo de su vida, sienten la necesidad de "comprender" a otros, de hecho, es una parte esencial de su propio crecimiento y desarrollo personal, un elemento esencial de su valor propio*[7].

En una relación recíproca compartimos un deseo de crear y mantener la relación. Para ambas personas la relación es valiosa e invierten la misma energía para estar juntas, para escucharse y apoyarse. Las dos se sienten igualmente dispuestas a ser vulnerables y a confiar.

Elena describe esta reciprocidad de las relaciones que ella está formando en la recuperación. "Me siento muy conectada y tengo menos miedo de expresar cómo me siento y de decirles a mis amigos lo importantes que son para mí", dice. "Soy mucho más abierta ahora en cuanto a poder revelar más de mí misma, y estoy más dispuesta a dejar que mis buenos amigos se descubran conmigo".

Para crear un compromiso mutuo y reciprocidad en una relación íntima, primero tenemos que hacer el trabajo interior. En la recuperación, empezamos el proceso de desarrollar un ser interior sano, un ser que sabe quién es y lo que siente y quiere.

Para tener una relación íntima, es importante que lo que está pasando en nuestro interior sea reflejado en nuestra vida exterior.

Cuando hay una discrepancia entre nuestra vida interior y la exterior, no hay una base para que exista la confianza, y la intimidad es imposible. La intimidad depende de esta conexión honesta entre lo interior y lo exterior, entre lo que sentimos, pensamos y queremos y lo que decimos y hacemos.

Cuando nuestra vida interior y nuestra vida exterior están en equilibrio, somos abiertas y libres para poder conocer a los demás y para que ellos nos conozcan a nosotras. Podemos relacionarnos a un nivel profundo con otra persona; podemos ser íntimas.

"Es sólo mediante la recuperación y las mujeres que conozco que puedo decir, 'Así soy yo y así me siento', " dice Shirley. "Hay afirmación y apoyo cuando la gente dice, 'Oye, llámame y lo hablaremos.' Eso es lo que efectúa cambio y crea puentes de conexión".

Cuando creamos puentes de conexión, percibimos que estamos profundamente conectadas por el incesante y dinámico flujo de la vida. En la presencia de otra persona podemos sentir la corriente creativa de energía que nos mueve hacia la expresión y el crecimiento por vía de las relaciones.

Hasta ahora, hemos examinado cómo expresamos y aprendemos sobre la intimidad emocional e intelectual para sanar nuestras relaciones, es decir, cómo expresamos nuestros sentimientos y pensamientos en relaciones que son compasivas, sustentadoras y recíprocas. La intimidad física, que se expresa mediante nuestra sexualidad, también forma parte de la energía dinámica de las relaciones sanas que creamos en la recuperación.

La sexualidad

EL ESTAR EN RECUPERACIÓN CAMBIA la manera en que experimentamos nuestra sexualidad, igual que cambia la manera en que experimentamos nuestro ser interior y nuestras relaciones. Por eso, durante la recuperación es importante que tomemos el tiempo para explorar nuestra sexualidad.

No podemos ser coherentes en nuestro ser como mujeres hasta que curemos nuestra sexualidad. Todas somos seres sexuales. Necesitamos incluir esta parte vital de nosotras mismas si queremos aceptarnos completamente y tener las relaciones más profundas posibles, con nosotras mismas, con los demás y con el poder sagrado que infunde nuestra vida.

Durante la recuperación empezamos a reconectar con nuestra sexualidad al tomar consciencia de quiénes somos como mujeres, como mujeres sexuales y como mujeres sexuales en las relaciones. Nuestra vida sexual se vuelve más satisfactoria y gratificante porque refleja nuestro nuevo descubrimiento y apreciación de nuestra vida interior: nuestros sentimientos, necesidades y deseos. A medida que progresa nuestra recuperación, aprendemos a expresar este conocimiento interior y a valorarlo en nuestra vida exterior, en nuestras elecciones, nuestra conducta y nuestras relaciones con los demás.

El primer paso para curar nuestra sexualidad es comprender que la sexualidad es más que la conducta sexual, más que tener (o no tener) relaciones sexuales. Nuestra sexualidad es parte de todos los aspectos de nuestra vida. La sexualidad no es sólo algo físico; es también algo emocional, psicológico y espiritual. Incluye nuestras percepciones, juicios y sentimientos acerca de nosotras mismas y los demás, tanto como la manera en que nos comportamos y con quiénes tenemos interacciones.

Como otros aspectos de la recuperación, el curar nuestra sexualidad es un proceso que abarca todo lo que somos y cómo nos comportamos en el mundo. Usted oirá decir a otras mujeres que están en recuperación que la sexualidad puede ser un anhelo de unirse con lo que sea vital, activo y coherente. Tal vez sea un llamado a la fuerza vital que existe dentro de nosotras y en otra persona. La sexualidad puede abrir el paso hacia el ser interior y más allá del mismo, hacia las relaciones, hacia el otro. Puede ser la fuente de éxtasis y el sendero hacia la unión con lo sagrado.

El curar nuestra sexualidad depende de nuestra capacidad de sentirla desde el interior. Para muchas mujeres este sentido interior de la sexualidad se ha perdido. Tal vez no nos sentimos sexuales, o si lo sentimos, lo sentimos en relación con alguna imagen o persona fuera de nosotras mismas.

A medida que empezamos a explorar nuestra sexualidad en la recuperación, quizás nos preguntemos cómo puede ser una fuerza vital dentro de nosotras, si nunca nos hemos relacionado con nuestra energía sexual como una fuerza vital y como un aspecto positivo de nuestro ser. De hecho, la sexualidad tal vez sea el aspecto de nuestro ser más difícil de curar, y el último en sanarse porque hay tantos obstáculos (interiores y exteriores) que superar.

Hay muchas razones por las que tal vez tengamos dificultad en conectarnos con nuestra propia sexualidad. Algunos de los obstáculos que nos impiden conectarnos con nuestra sexualidad provienen de los mensajes culturales acerca de lo que es "apropiado" o "deseable". Nuestras experiencias pasadas, sobre todo si eran abusivas o traumáticas, también han afectado nuestro sentido de nuestra sexualidad. Y nuestras adicciones afectaron nuestra sexualidad, igual que afectaron todos los otros aspectos de nuestra vida, ya que rompieron nuestra relación con nosotras mismas y con los demás.

Desde nuestra infancia, recibimos mensajes de nuestras familias, iglesias, escuelas y comunidades sobre nuestra sexualidad. Aunque fueran explícitos o implícitos, muchos de esos mensajes implicaban que las muchachas "buenas" no son sexuales. Para muchas de nosotras, esta negación de nuestra sexualidad aumentó debido a la confusión, la pena o la vergüenza de nuestros padres acerca de la sexualidad, y nosotras cargamos estos sentimientos de confusión y de vergüenza hasta nuestra vida adulta.

Más tarde como adultas, tal vez hayamos permitido que otros, sobre todo nuestras parejas, definieran nuestra sexualidad. Como estábamos confundidas y desconectadas de nuestra sexualidad, esperábamos que otros nos definieran lo que era complaciente, deseable, apropiado. Esto nos separó de nuestra experiencia interior, que es la capacidad de saber y responder a lo que nos da placer y de pedirlo.

Katy recuerda lo importante que era para ella que su pareja la hubiera escogido y que la aceptara. "Me importaba mucho ser deseable y satisfacer a mi pareja", comenta ella. "Quería asegurarme de que estaba en una posición correcta y que el hombre me aceptara. Me importaba mucho ser elegida como un objeto sexual. Pero realmente no estaba *presente*".

Tal vez el énfasis que pone nuestra cultura en la importancia de la apariencia de la mujer haya influido también en nuestros sentimientos acerca de ser deseables. Hemos sido bombardeadas con imágenes de la mujer ideal: su tamaño, forma, piel, cabello, dientes, labios y muslos. Muchas de nosotras hemos asimilado este énfasis en la apariencia "perfecta" de manera que tenemos sentimientos negativos acerca de nuestro cuerpo. Sentimos la presión de ajustarnos a los criterios populares de la belleza y la atracción, y cuando no encajamos en las imágenes que se nos presentan, a menudo nos sentimos feas e indeseables por dentro.

La gente más cercana a nosotras tal vez haya, consciente o inconscientemente, reforzado estos criterios. La madre de Elena le compró una faja cuando estaba en el quinto grado. Esto le dio a Elena un mensaje bien claro de que tenía que cambiar su apariencia para ser aceptada. Como resultado, dice: "Siempre me sentía insegura acerca de mi peso y nunca me sentía cómoda con mi apariencia física".

Cuando no podemos conectarnos con nuestro cuerpo de una manera positiva, nuestra sexualidad no puede desarrollarse de una manera sana. Elena continúa: "Mi sexualidad estaba enterrada porque no me sentía cómoda siendo mujer y tenía miedo de ser la persona que soy físicamente".

Puede ser que estemos desconectadas de nuestra sexualidad de maneras igualmente devastadoras cuando no se reconoce nuestra orientación sexual. Puesto que nuestra sociedad y nuestra familia generalmente apoyan sólo las relaciones heterosexuales, una atracción que quizás sintamos hacia otra mujer pude provocar burla, enojo o negación. Si nuestra identidad sexual ha sido retada de esta manera, quizás hayamos sentido vergüenza o confusión en cuanto a nuestra sexualidad.

La vergüenza y la confusión también surgen del abuso que sufrimos en el pasado. Cada vez que había abuso sexual, físico, verbal o emocional en nuestro pasado, sea que hubiera abuso sexual o que se hiciera burla o comentarios obscenos sobre nuestro cuerpo o que recibiéramos miradas lascivas, nuestra sexualidad era dañada.

Tal vez muchas de nosotras podamos identificarnos con Shirley, quien dice: "Mi primera experiencia sexual fue la de ser violada". Esta violación del cuerpo y del espíritu afecta profundamente y a un nivel esencial nuestra percepción de ser y nuestra sexualidad.

Ya que Shirley había sido violada de niña y sufrió abuso físico, estaba avergonzada de su sexualidad y temía recibir atención sexual. Comía compulsivamente para tener un cuerpo más grande y para esconder su ser sexual. "Usaba la comida para cubrir mi sexualidad, para alejarme de mi belleza, mi energía y mi espíritu", comenta ella. "Simplemente no quería llamar la atención".

El alcoholismo y otras adicciones frecuentemente están vinculados con una historia de abuso. Las probabilidades de que las mujeres alcohólicas hayan sufrido abuso (más frecuentemente y durante más tiempo) son más que las de las mujeres no alcohólicas. Y es más probable que las mujeres que han sufrido de abuso se vuelvan alcohólicas.[1] Nuestras adicciones quizás fueran nuestro intento de borrar estas dolorosos recuerdos de la niñez, y aunque hayan funcionado temporalmente, también nos desconectaron de nuestra sexualidad de adultas.

Cuando bebíamos alcohol, usábamos cocaína, comíamos o comprábamos compulsivamente, disminuíamos nuestra conexión con nuestros sentimientos y sensibilidad sexuales. Experimentábamos la ansiedad de nuestras obsesiones y el entumecimiento de las adicciones, todo lo cual entorpecía otras sensaciones o experiencias físicas. El alcohol y otras drogas en realidad eliminan la sensibilidad sexual, haciendo que sea difícil reaccionar a las caricias y excitarse.

El sexo y las adicciones van de la mano en otros aspectos también. Algunas de nosotras que sentimos atracción hacia las mujeres encontramos que sólo podíamos acercarnos a otra mujer si estábamos intoxicadas. Algunas de nosotras quizás hayamos tomado alcohol u otras drogas para sentirnos menos cohibidas si nos sentíamos avergonzadas de expresar el deseo sexual o la sensualidad: de bailar, de tocar a otra persona con afecto, de disfrutar las sensaciones de nuestro cuerpo o de llevar ropa sexy.

Algunas de nosotras tal vez hayamos tenido relaciones sexuales para complacer a otra persona, y usábamos alcohol, drogas, o comida para no enfrentar la realidad de que estábamos haciendo algo que no queríamos hacer. Darlene pensaba de la siguiente manera acerca de sus relaciones sexuales cuando estaba bebiendo: "Pensaba que tenía que conformarme con lo que se me presentara en el camino, no importaba lo doloroso que fuera ni si yo lo quería o no", dice. "Si un hombre me presionaba para tener sexo, me decía, 'Bueno pues, estoy borracha, y no quiero que se enoje'". Darlene no quería tener relaciones sexuales pero tenía miedo de ser lastimada físicamente si resistía.

La relación de Shirley con su novio se basaba en que él era la persona que le daba las drogas y en que ella era su mujer. Tal vez hayamos usado nuestra sexualidad también para conseguir nuestra droga predilecta. O quizás, como Francesca, el sexo simplemente iba de la mano con el beber. "No estaba haciendo una elección consciente", dice.

Muchas de nosotras nunca habíamos tenido una experiencia sexual cuando estábamos sobrias. Como dice Elena: "Nunca tuve sexo sin beber alcohol o tomar alguna droga". Pero en la recuperación, empezamos a darnos cuenta por primera vez cómo nuestras adicciones han paralizado y distorsionado nuestra sexualidad.

A medida que nos fijamos más en nuestro creciente sentido del ser interior en la recuperación, empezamos a entender cómo nuestra sexualidad ha sido afectada por influencias exteriores: los mensajes que hemos recibido de nuestra familia, iglesias y los medios de comunicación. Examinamos el condicionamiento, los valores y criterios sociales, que ya no están de acuerdo con nuestro ser interior nuevamente descubierto.

Mediante nuestro sentido de seguridad y conexión con otras personas que están en recuperación empezamos a examinar cómo nuestra sexualidad ha sido afectada por nuestras experiencias pasadas. Para algunas mujeres esto significa tomar consciencia del abuso y del trauma del pasado para así poderlos sanar. Es importante que las sobrevivientes del abuso busquen la ayuda de un terapeuta profesional o un grupo de apoyo para curar este tipo de trauma.

También examinamos nuestras conductas sexuales y actitudes usando los Doce Pasos para descubrir cómo contribuimos a nuestra desconexión de nuestra sexualidad y lo que nos gustaría cambiar acerca de nuestra conducta sexual.

Es triste decir que esto tal vez sea difícil. El culto al silencio que se aplica en nuestra cultura a los temas de la sexualidad quizás exista también en los grupos de los Doce Pasos. Sin embargo, sólo cuando empezamos a estar conscientes de los viejos mensajes y experiencias que distorsionaron nuestra sexualidad, y cuando los reemplazamos con la verdad y el entendimiento, podemos empezar a cambiar.

Cuando empezamos a descubrir nuestra sexualidad en la sobriedad, tal vez encontremos preguntas o problemas sexuales. Quizás nos preguntemos si alguna vez nos sentiremos cómodas con nuestra sexualidad o seguras y abiertas con una pareja sexual. Es útil hablar con otras mujeres y descubrir que ellas también han tenido experiencias parecidas.

Hablando de sus miedos, Julia dice, "En el pasado cuando bebía alcohol, nunca hacía el amor sin estar borracha o con resaca. Cuando alcancé la sobriedad, tenía miedo de no poder tener relaciones sexuales sin alcohol. Pensaba que el alcohol me liberaba y hacía que quisiera intentar cosas nuevas; que me ayudaba a hacer cosas que sin alcohol no haría".

Katy, quien usaba el sexo para sentirse aceptada y valorada, dice: "Me importaba mucho que me escogieran como objeto sexual. Tenía miedo de enfrentar el hecho de que, estando sobria, tal vez no fuera admirada y aceptada por un hombre".

"Sufrí abuso sexual. Fui violada", dice Shirley. Mientras seguía con mi recuperación, tenía miedo sobre cómo eso afectaría mi relación sexual con mi esposo".

Para muchas de nosotras, el llegar a conocernos y valorarnos en la recuperación agrega nuevas dimensiones y vitalidad a nuestras viejas imágenes de nosotras mismas. Dice Julia: "Tenía miedo de que al dejar de beber, perdería una parte de mí misma que valoraba: la mujer que tomaba riesgos e intentaba cosas nuevas. Por eso era importante que tuviera algunas experiencias sexuales cuando estaba sobria. No quería creer que tenía que tomar alcohol para poder tener acceso a esa parte de mí misma. Entonces cuando estaba sobria hice algunas cosas sexuales más atrevidas de las que había hecho estando borracha. Y en cierta manera el sexo era mejor, quizás porque tenía más seguridad; sabía lo que hacía y podía elegir".

Darlene, quien no podía recordar el haber tenido relaciones sexuales en ningún momento cuando no estaba borracha, tuvo que aprender a tener relaciones sexuales con su esposo sin alcohol. "Tenía esta imagen de mí misma como una gran sirena porque estaba tan dispuesta a complacer a los hombres cuando estaba bebiendo", dice ella. "Pero ahora el sexo de repente era real, y tenía más interés en mis necesidades también. Estábamos presentes y muy conscientes el uno con el otro. Era como volver a los dieciséis años. Me maravillaba lo refrescante de la experiencia".

El reconectarnos con nuestra sexualidad implica aprender sobre nuestro cuerpo o conocerlos de nuevo: cómo nos vemos desnudas, a qué tipo de caricia somos muy sensibles, cuándo tenemos ganas de tener contacto sexual. Significa ver nuestro cuerpo con curiosidad y estar dispuestas a aceptar nuestra propia expresión de belleza y sexualidad femeninas. Significa aceptarnos tal como somos y cuidar nuestro cuerpo, para nosotras mismas en vez de para complacer a alguien más.

"Ahora me siento muy femenina cuando salgo de la tina y me pongo perfume", dice Lavonne. "Antes hacía eso para complacer a un hombre, pero ahora lo hago para mí. Antes cuidaba mi cuerpo con la esperanza de que un hombre me viera y me deseara, pero ahora me cuido por mi propio placer y beneficio".

Nos conectamos con nuestra sexualidad cuando empezamos a creer que somos deseables y bellas a nuestra manera única. Como dice Elena, " Mi sexualidad es sentirme cómoda siendo mujer y no tener miedo de ser toda la persona que soy físicamente".

Katy, quien en el pasado usaba el sexo para ser aceptada, ahora encuentra que al llegar a conocerse en la recuperación, le preocupa menos ser deseable. Encuentra que la admiración y la aceptación que buscaba de un hombre están accesibles dentro de ella misma.

Cuando empezamos a sentirnos cómodas con nuestro sentido interior de la sexualidad — nuestros sentimientos, deseos, necesidades y preferencias — entonces empezamos a conectarlos con nuestras acciones y relaciones exteriores.

Cuando vivimos fijándonos en nuestro interior tal vez encontremos que nuestra sexualidad cambia en formas que no creíamos que fueran posibles. "Yo me volví mucho más sensible sexualmente", comenta Julia. "Empecé a tener más orgasmos y experimenté muchos tipos de sensaciones nuevas. Es cierto que fue incómodo tener relaciones sexuales con gente que no conocía sin alcohol; ¡nunca lo había hecho! Pero probablemente no era tan bueno cuando estaba borracha tampoco; no podía recordar. Ahora acepto que la primera vez es casi siempre incómoda. Todo el mundo está nervioso acerca de complacer a su pareja, si es buena o mala idea hacerlo con esta persona, cómo va a ser, etcétera. Ahora, en la sobriedad, estoy consciente de todas estas preguntas, mientras que en el pasado estaba literalmente inconsciente. Pienso que he tenido una vida sexual mucho más gratificante estando sobria que cuando estaba borracha. Soy más capaz de pedir lo que necesito, soy más responsable y más exigente. También estoy menos cohibida en cierta manera. Estoy más abierta a diferentes posibilidades".

En la recuperación aprendemos a hacer elecciones con respecto a nuestros sentimientos y conductas en relación a los demás, y eso se aplica también a nuestras relaciones sexuales. Podemos escoger relaciones en las que podemos decir que sí o que no, y sentirnos seguras al comunicar nuestros deseos y necesidades con una pareja que responda respetuosa y amorosamente.

Imponer límites y luego poder ponerlos a un lado por elección es esencial para nuestra sexualidad. Shirley encontró que con el conocimiento y la aceptación que desarrolló en su recuperación, estaba libre para comunicar sus límites con su esposo. Dice ella, "Ahora mi sexualidad significa que disfruto el sexo al máximo. Soy muy expresiva; estoy muy cómoda a pesar de que sufrí abuso sexual, a pesar de que he sido violada. Y la honestidad es lo curativo, el poder decir, 'Así me siento y no estoy cómoda con eso'. Ahora puedo compartir eso desde el fondo de mi ser".

La sexualidad no sólo se trata del sexo. La sexualidad a menudo es un anhelo para tener reciprocidad y conexión con otra persona en una relación cariñosa. Este deseo de sentirse más cerca y con mayor conexión con alguna persona en particular se expresa en el vivo deseo de complacer y de recibir placer y de unirse físicamente.

Como dice Jackie, "Nuestra relación sexual no se trata sólo del sexo. Es excitante la manera en que él reacciona conmigo, o en la manera en que inicia cosas o yo inicio cosas. Es excitante porque sé que nos queremos".

Nuestra experiencia de sexualidad se profundiza en conexión con otra persona. Cuando aplicamos lo que hemos aprendido acerca de nuestro ser interior con un/una amante, nos abrimos a la posibilidad de unirnos a algo más grande que nuestro yo individual. Como observa la Dra. Judith V. Jordan, "[La sexualidad] en el sentido más amplio afirma nuestra conexión y el hecho de formar parte de algo en vez de vivir separadas. Conduce al crecimiento en vez de a la satisfacción; en lo primero implica la vida y la apertura; en lo segundo implica un estado estático".[1]

En la recuperación desarrollamos un sentido de nosotras mismas que es fuerte y sano, una mujer que está cómoda consigo misma, que sabe que es deseable y bella a su manera. Este fuerte sentido de nosotras mismas nos conduce a relaciones que son sanas y maduras. Y está en la profundidad de nuestro ser interior y nuestras relaciones que tal vez también encontremos la afinidad espiritual que se describe en el libro *Awakening Your Sexuality:*

Al tener una experiencia sexual con una pareja íntima, es posible ir más allá de la expresión de nuestro profundo com-

promiso emocional y atracción erótica; puede ser también que lleguemos al alma de la otra persona, expresando nuestra afinidad espiritual. En el acto de unión sexual con otra persona, podemos experimentar la disolución del yo que coincide con lo místico".[3]

"Yo realmente siento mi fuerza vital como algo que surge del anhelo de tener conexión", comenta Grace. "De alguna manera esa energía es muy sexual. Sólo con hablar, puedo llegar a este nivel de conexión que siento como algo muy sexual, algo más vivo. Siento correr la sangre en todo mi ser. Está viva, activa, una experiencia corporal completa. La sexualidad da lugar a una espiritualidad viva".

Le sexualidad da una fuerza espiritual que la mujer tradicionalmente se supone no debe tener. Kay piensa que gran parte de la razón por la cual bebía era para sublimar este poder (la adicción estaba matando su espíritu). Al ser honestas con nosotras mismas descubrimos nuevamente en nuestro interior el poder de Dios.

Cuando estamos en armonía con esta percepción interior, podemos abrirnos a una nueva libertad y una nueva energía interiores. Empezamos a percibir nuestro cuerpo femenino como algo que contiene una fuerza vital más grande que nosotras.

Como observa Sandy, "La sexualidad significa dejar fluir el espíritu, dejar que la pasión, el cuerpo, la energía aumente, ruidosa y poderosa. Se trata de estar viva, ser quien eres. Se trata de conectarte con tu sentido de poder interior. Cuando lo siento, me siento bien dentro de mí".

Shirley lo experimenta de esta manera: "Siento que hay una fuente fuerte que corre dentro de mí, siguiendo su camino atravesándome y que proviene de una sabia mujer que ha estado cubierta por mucho alcohol y otro caos. ¡Y la sexualidad! Cuando estoy haciendo el amor, siento un oleada de energía. Y he llegado al punto en que reconozco y hasta hago alarde de mi belleza, mi energía, mi espíritu".

En el proceso de la recuperación, esta belleza, energía y espíritu vienen de adentro. Esta es nuestra verdadera sexualidad. "Y cuando esa sexualidad viene de adentro", dice Grace, "igual que con el ser interior y las relaciones, en vez de buscar tener los sentidos alterados (la incesante búsqueda de encontrarnos a nosotras mismas o hacer conexiones o tratando de beber para intoxicarnos) nos volvemos hacia una bondad y una capacidad más profunda de permanecer centradas y unidas a nuestra fuente interior".

Por último, nuestra sexualidad, igual que nuestro ser interior y nuestras relaciones, se vuelve más íntegra. Deja de ser algo fuera de nosotras, que nos empuja a hacer, a sentir o querer algo, obligándonos a tomar lo que, según nosotras, necesitamos para sobrevivir. En cambio, viene desde adentro como una fuerza vital, una energía, un espíritu que nos conecta a nosotras mismas, a los demás y a lo sagrado en nuestra vida.

La espiritualidad

"DE MI ADICCIÓN NACIÓ MI ESPIRITUALIDAD", dice Marta. La espiritualidad puede ser una nueva dimensión de la vida para las mujeres que han empezado la recuperación. El nacimiento de nuestra espiritualidad en el proceso de la recuperación nos abre el paso a todo tipo de preguntas acerca de la espiritualidad. ¿Qué o quién es este Poder más grande que nosotras? ¿Puedo confiar en él? ¿Qué creo yo? ¿Y la iglesia? ¿Qué se siente tener una vida espiritual? ¿Soy una persona espiritual?

Si oímos la sugerencia de que volvamos la mirada hacia adentro para encontrar nuestra espiritualidad o Poder Superior, tal vez nos confundamos más. Muchas de nosotras no tenemos un sentido de espiritualidad cuando empezamos la recuperación. Es más probable que nos sintamos emocionalmente entumecidas o vacías. Quizás ni siquiera sabemos que existe algo dentro de nosotras.

Tal vez nos preguntemos por qué y preguntamos, ¿Es que estoy realmente vacía? ¿Hay algo que me pueda llenar? ¿Lo puede hacer el amor? ¿Lo puede hacer otra persona? ¿Lo puede hacer Dios o un Poder Superior?

Se dice a menudo que la adicción, sea al alcohol, a las drogas, la comida o al sexo, es nuestro intento de llenar el vacío que sentimos adentro. Desde luego, no funciona: el vacío vuelve en cuanto dejamos de beber alcohol o usar drogas. Pero esta búsqueda para llenar el vacío nos da una pista para entender la espiritualidad.

Cuando dejamos de intentar llenar el vacío con alcohol, empezamos a descubrir que hay algo más con lo cual lo podemos llenar. Como dice Marta, "No tendría una vida espiritual sin haberme perdido en la adicción".

La espiritualidad trata de la conexión que tenemos con nuestra interioridad y de cómo mantenerla. A menudo empleo la flor de loto como símbolo de la recuperación de la mujer. En un librito que se llama *Inner Beauty: A Book of Virtues,* se describe la flor de loto de esta manera:

> *Lo esencial de la flor de loto es que tiene sus raíces en el lodo. No puede crecer sin el lodo, y sin embargo sus pétalos son prístinos… La flor de loto no transforma el lodo en nada. El lodo es lodo y así permanece. Pero el lodo también tiene elementos nutritivos que necesita la flor para crecer. Es lo mismo con nosotras. Nos encontramos en una situación que no nos gusta: "estamos en el lodo". Sin embargo, es tal vez la situación más segura que podamos tener, si sólo pudiéramos reconocerla, sin distorsionarla, y dejar que "nos cultivara".* [2]

Como mujeres en recuperación, somos como la flor de loto, echando nuestras raíces al lodo (nuestra adicción) pero al mismo tiempo siempre buscando la luz. Nosotras, como la flor de loto, no nos separamos del lodo. No encontramos nuestra espiritualidad separándonos de nada sino que permanecemos en contacto con el lodo, a la verdad sobre nuestra adicción, o a la realidad de nuestra vida, la cual es la fuente interior que nos da la posibilidad de crecer.

Empezamos a conectarnos con esta fuente espiritual cuando nos derrotamos. Este es el Primer Paso: admitir nuestra impotencia. Cuando nos derrotamos, nos conectamos con la espiritualidad de los Doce Pasos.

Cuando empezamos la recuperación, muchas de nosotras tal vez estemos confundidas acerca de la diferencia entre la espiritualidad y la religión. Quizás pensemos que para ser espirituales tenemos que aceptar ciertas creencias o asistir a una iglesia en particular.

Puede ser útil recordar que la religión y la espiritualidad pueden ser dos cosas distintas. La religión sin la verdadera espiritualidad tiene que ver con creencias, estructuras y reglas; a menudo se trata de hablar acerca de la experiencia espiritual de otra persona y de adoptarla. Posiblemente no brinda la oportunidad para que la mujer desarrolle su propio entendimiento y experiencia espirituales.

Para muchas mujeres, el discutir cosas espirituales nos recuerda las experiencias de la religión que teníamos de niñas, experiencias de las que tal vez estemos muy alejadas o que no tuvieron ningún impacto (o que tuvieron un impacto negativo) en nuestra vida.

Norma dice que su experiencia con la espiritualidad antes de llegar al programa era muy intelectual y algo en lo que se tenía que creer. "No había recibido ninguna educación religiosa. Éramos una familia judía. Mis padres eran inmigrantes; los dos hablaban yídish pero mi padre, un socialista muy conservador, se oponía a cualquier tipo de educación formal religiosa. La palabra "espiritual" para mí significaba "religioso", y no formaba parte de mi experiencia".

Constance no confiaba en la espiritualidad de los Doce Pasos porque le recordaba una experiencia religiosa desagradable de su niñez. "Me crié en una familia donde tres cosas eran hereditarias: la obesidad, el alcoholismo y el cristianismo ultra conservador", dice ella. "Entonces cuando yo pensaba en la espiritualidad, pensaba en el cristianismo ultra conservador evangélico, chapado a la antigua, del Medio Oeste de los Estados Unidos. Para poder dejar de beber, mi madre se volvió ultra conservadora en sus creencias religiosas; mi abuela era hija de alcohólicos, quien nunca tuvo tratamiento, y cuyas creencias religiosas eran aun más extremas que las de la iglesia a la que asistía; mi bisabuela leía la Biblia y lloraba. No estaba segura de creer en nada cuando empecé mi recuperación".

Para otras mujeres, la religión siempre ha sido un aspecto importante de su vida y sigue influyendo en su proceso de recuperación. Shannon, una católica devota, encuentra que su recuperación aviva su religión. "El programa de los Doce Pasos me dio una alternativa a mis viejas imágenes de Dios y Jesús", comenta ella. "Podía personalizar a Dios y hacerlo real. La recuperación me devolvió mi religión".

Lavonne dice que los Doce Pasos le enseñaron a vivir su fe cristiana. "Estaba en la cárcel del condado por cargos de narcóticos cuando le entregué mi vida a Jesucristo. Los Doce Pasos son una de las cosas que usó Dios para ayudarme a curarme. Le daban estructura a mi recuperación y servían como modelo para mi fe.

La religión de nuestra niñez o de nuestra vida adulta, sea la que sea, puede expresarse en la recuperación. En las juntas de los Doce Pasos, nuestra experiencia individual cuenta: Dios es como lo concebimos nosotras. Abarca todo; va más allá de las tradiciones culturales, las creencias y el sexo. Toda experiencia religiosa y toda experiencia de la vida traen algo valioso a nuestra espiritualidad. Muchas de nosotras perdimos nuestro sentido de espiritualidad en algún momento de nuestra vida; sin embargo, no importa cuál haya sido nuestra experiencia pasada ni cuál sea nuestra experiencia actual, los Doce Pasos nos dan la oportunidad de descubrir de nuevo y de redefinir nuestra espiritualidad.

Como mujeres, cuando hablamos de la espiritualidad a menudo buscamos nuevas palabras e imágenes. Al describir la espiritualidad de la mujer, me gusta usar frases como, *unidad, entereza, conexión al universo, creer en algo más grande que yo, o confiar en una parte superior o más profunda de mí misma.* A veces palabras como sagrado (lo que contiene valor y está unido a el todo; lo que posee valor inherente y sin embargo está conectado con todo lo demás) o *profundo* (lo que nace del fondo del ser) son las más expresivas.

Sandy cree que la espiritualidad viene desde adentro. "El conocimiento de Dios empieza con el conocimiento de una misma", observa ella. Creo que tiene razón. Nuestra espiritualidad se desarrolla en conexión con el ser interior a medida que se cura y se desarrolla mediante los Doce Pasos. Nuestro ser interior expandido también revela el misterio de la espiritualidad.

Sandy continúa: "Creo que la espiritualidad empieza con el saber quiénes somos. Luego la expandimos al definir nuestra propia espiritualidad a nuestra manera, no como los hombres la han definido. Eso significa examinar lo que significa ser quien soy, lo que significa ser una mujer".

Para muchas mujeres es importante describir la experiencia espiritual y su conexión con lo divino con metáforas femeninas. Para algunas mujeres la espiritualidad nace de un amor profundo de sí misma, la cual viene de una conexión a la imagen de la diosa y la tierra.

Para Marta, las imágenes de la madre tierra y la diosa madre, que se representan en las estatuas de la fertilidad, con sus pies colocados en sus vientres redondos y sus grandes y poderosos senos, son imágenes fuertes para su espiritualidad. "Si no podemos amar nuestro cuerpo y a nosotras mismas, es muy difícil conocer nuestra espiritualidad", dice ella. "Cuando pensamos en los ciclos de la luna, los ciclos de nuestra menstruación y los ciclos de la vida y de la muerte, empezamos a tener una enorme reverencia por lo que significa dar a luz. El celebrar la maternidad, el nacimiento y la creación nos pone en contacto con el poder de la tierra, la que crea la vida. Ése es el principio de la espiritualidad femenina".

Algunas piensan en este Poder Superior femenino como el flujo de la energía vital o el proceso natural de la vida, el nacimiento, la muerte y la descomposición. Wendy Miller, es su ensayo "Reclaiming the Goddess" ("Reclamando la Diosa"), dice: Algunas hablan de Ella como una metáfora, algunas como una chispa de la divinidad y algunas como el prender fuego a la inspiración creativa".[3]

Para otras, una espiritualidad que incluya los aspectos masculinos y femeninos es importante. Así es para Darlene. "Mi espiritualidad ahora está más orientada hacia la tierra y a la mujer pero no excluye a los hombres", dice ella. Yo imagino una espiritualidad más inclusiva, que no es ni masculina ni femenina. No quisiera insistir en que Dios realmente es una mujer y que durante todo este tiempo los hombres han estado equivocados. Mi Poder Superior reúne las cualidades tanto masculinas como femeninas. Pero aunque he incorporado una consciencia de la diosa en mi espiritualidad, me preocupa la separación que veo. No soy de la Grecia Antigua ni soy Druida ni Celta antigua, ¡gracias a Dios! Soy una mujer moderna que está aprendiendo nuevas maneras de ser y de estar en el mundo. Aunque sí creo que necesitamos más imágenes divinas que sean femeninas y llenas de vitalidad (ya que el mundo espiritual es tan masculino, distorsionado y desequilibrado), creo que las imágenes femeninas son imágenes de nostras mismas: no son antiguas ni son imágenes de brujería (con su poder sobre el mundo y sus elementos) sino imágenes femeninas de la cooperación no competitiva y el cuidado para el mundo.

En el proceso de definir nuestra espiritualidad tal vez encontremos que el lenguaje espiritual de los Pasos refleja las imágenes y prácticas tradicionales cristianas. Las mujeres en recuperación a menudo tienen problemas con el lenguaje masculino del programa y deciden sustituirlo por ideas y lenguaje que incluyen el poder femenino.

Dice María, "Para las que nos hemos criado en la tradición judeocristiana, Dios es un ser masculino. Por eso cuando pensamos en un Poder más grande que nosotras, lo que nos viene inmediatamente a la mente es el hombre blanco con barba blanca que está en las nubes. Creo que es especialmente importante que las mujeres tengan un concepto de ese poder que no sea regido por el género. He llegado a creer en un tipo de espíritu universal sin género, que no tiene nada que ver con la religión de mi niñez. Pero cuando empecé los Pasos, no era así".

Constance trabaja con los Pasos de esta manera: "He tenido que modificar mucho el lenguaje, como muchas personas de mi generación (tengo un poco más de cincuenta años) que están en recuperación. Todo el concepto de Dios como hombre, incluyendo mi concepto de niña de Dios como un hombre mayor, robusto y con una barba larga y blanca, no coincide con mi experiencia. La espiritualidad verdadera, la fuente, la fuerza creativa inexpresable, va más allá del género. Cada persona refleja tanto como los demás la imagen espiritual".

El traducir el lenguaje y la experiencia cultural de los Doce Pasos para que sea relevante a nosotras es un aspecto importante de la recuperación. Aun la estructura jerárquica de los Pasos puede ser problemática para las mujeres. El usar términos como "superior" nos puede quitar nuestra perspectiva femenina. La frase "más profundo" puede ser una mejor opción.

Marta, quien se crió en una familia cristiana tradicional y ultra conservadora dice, "Había una estructura jerárquica en mi familia con respecto a la autoridad. A decir verdad, si hubiera obedecido o si hubiera puesto mi vida y mi voluntad en manos de la figura de autoridad en mi familia, ¡estaría muerta! Por eso, la idea de dejar mi vida y mi voluntad en manos de una estructura jerárquica en los Pasos me hacía sentir muy incómoda. Prefiero pensar en algo, no necesariamente arriba de mí sino dentro o a veces fuera de mí".

Ruth se relaciona a su Poder Superior de esta manera: "No pienso en Dios como una figura abstracta que está en las alturas y que tengo que encontrar por mi cuenta", dice. La palabra "superior" para mí significa algo más amplio, más grande, más profundo; no estoy sola, usando sólo mi propia energía. Necesito de los demás. El poder o la energía o como quieras llamarlo, fluye horizontalmente, de persona a persona, no viene de las alturas".

La espiritualidad de las mujeres tiene que ver con formas de ser y actuar en el mundo y con los demás que no son jerárquicas. La Dra. Janet Surrey propone que la primera experiencia de nosotras mismas es en relación con otras personas y que desarrollamos y percibimos nuestro concepto fundamental del ser interior en relaciones importantes. También profundizamos y enriquecemos otros aspectos de este ser interior (nuestra creatividad, independencia y confianza) en relaciones con otras personas.[4]

Esta definición de la espiritualidad, tomada del libro *The Feminine Face of God* es una de mis favoritas:

> *Para una mujer la espiritualidad o la vida del espíritu, implica en su esencia, las relaciones con otras personas... Las relaciones que no separan ni dividen sino que conectan y unen carne y espíritu, seres humanos y otras formas de vida, Dios y la materia, son precisamente lo que las mujeres nos describen como la esencia de su vida espiritual.* [5]

Tal vez la espiritualidad, Dios o un Poder Superior no existan en las alturas o fuera de nosotras sino en las relaciones entre nosotras y nuestra madrina, en las juntas o cuando hablamos con otras personas de nuestra experiencia, nuestra fuerza y la esperanza que tenemos. Dice Darlene, "Experimenté algo diferente en las juntas y dentro de mí. Empecé a experimentar lo que ahora entiendo como la conexión, una experiencia espiritual".

Grace tiene la misma percepción: "Lo que aprendí en el programa era que estaba vinculado a otras personas y no había manera de evitarlo. No había nada que temer porque no estaba sola. No había ningún lugar adónde ir (no me iba a salir del planeta); no existía sin una conexión con los demás. El poder estar presente y sentir mi relación con los demás permitió que sintiera mi relación más grande con un Poder Superior. Los pasos me abrieron el corazón a ese nuevo nivel de relación".

Estas experiencias despiertan y refuerzan nuestro sentido interior de espiritualidad, nuestro sentido de interconexión con los demás. Nuestra experiencia como mujeres espirituales crece cuando percibimos que ese "algo más allá" ya está dentro de nosotras. Cuando estamos suficientemente vulnerables para hablar de nosotras mismas con otra persona y cuando compartimos nuestra experiencia mutua, nos relacionamos no sólo con los demás sino con nuestro ser espiritual.

Ruth lo expresa así: "El universo sigue en marcha de una manera creativa más que nada y mediante la mutualidad. No hay un padre, un Dios, que supervisa todo y que hace cosas. Hay en cambio un espíritu o fuerza cuya esencia son partículas y una dinámica, las cuales están en relación con otras partículas y dinámicas. Todo está interconectado. Este espíritu o fuerza es un poder real, presente y continuo que nos guía hacia las relaciones apropiadas. Creo que es imposible describir lo que él/ella es, pero para mí, la fuerza vital, el Poder Superior, el espíritu sagrado, Dios, y la Diosa son inimaginables".

Lois lo expresa de una forma sencilla, "Cuando digo que mi vida está en manos de Dios, significa en las manos de otras personas a quienes les importo y quienes son expresiones del poder divino. Estamos aquí para apoyarnos y de esto viene otro poder".

El otro poder es el poder que tenemos de apoyarnos mutuamente a que tomemos nuestro poder personal. Este poder nos está disponible en las juntas, en la relación mutua entre madrina y ahijada y en el acompañarnos unas a otras en el camino de la conscientización y la espiritualidad, la cual está en el proceso de nacer.

Como escribe Charlotte Spretnak en la revista *Ms.*, la espiritualidad de la mujer une temas e inquietudes comunes: "reconociendo la interconexión de todo lo que existe en la vida, honrando la dignidad de lo femenino, descubriendo el poder de crear rituales, entendiendo el trabajo para la justicia social y ecológica como una responsabilidad espiritual y cultivando una sensibilidad acerca la diversidad y el multiculturalismo".[6] Estos temas surgen una y otra vez cuando las mujeres hablan de la espiritualidad. Nuestra espiritualidad tiene que ver con la naturaleza, la tierra, la interconexión, la energía; es algo dentro de nosotras, no sólo en el exterior.

Tal vez nuestra primera experiencia de la espiritualidad sea en una relación con otra persona o con nuestro grupo de recuperación. A medida que continuamos con la recuperación, nuestro concepto de la espiritualidad se expande. Descubrimos que debemos tener una relación correcta con todo en la vida.

Esta relación sabia requiere la práctica espiritual. Grace reconoce la importancia de esto en su vida. "La práctica significa la manera de ser en una relación. La práctica espiritual incluye una relación sabia con el universo, con los eventos, con el día, con la naturaleza; incluye la práctica de la mutualidad y la práctica de estar presente, dejando y animando a que la otra persona siga adelante. La práctica es una manera de ser coherente tanto con lo que pasa en la vida como con la gente, con toda manifestación de la vida, además de incluir la gratitud en todo lo que hacemos".

Como dice Ruth, "Sea que estemos lavando los platos, trabajando en el jardín o meditando, se trata de estar presente. La práctica nos obliga a vivir plenamente en el momento presente". Las tradiciones religiosas orientales enfatizan la práctica como la manera de llegar a la iluminación y al verdadero ser interior y las tradiciones occidentales piden que los devotos "practiquen la presencia de Dios".

Cuando hablamos de trabajar con los Pasos nos referimos a nuestra práctica espiritual. La práctica espiritual es el proceso de volver una y otra vez a una forma de disciplina o una tarea y de hacerla aun cuando parece que no estamos progresando. El punto es estar en armonía con la esencia de la vida en el momento presente y de expresarlo en todos nuestros actos.

La práctica da lugar a la serenidad. Nos volvemos más receptivas y experimentamos una paz interior consistente. Estamos dispuestas a buscar placer en los detalles cotidianos. Nos libramos del ciclo de la búsqueda constante de la "cura inmediata" o las sensaciones placenteras para llenar el vacío. El placer verdadero viene de permanecer en el camino espiritual y de estar presente en el momento. Encontramos placer en lo sencillo.

"Lo que me gusta de la espiritualidad son los detalles cotidianos", dice Grace. "Las experiencias espirituales son muy pequeñas y sencillas; las grandes, si es que las hay, se construyen a base de las pequeñas, en la acumulación de muchas experiencias pequeñas".

El silencio es otro aspecto sencillo pero importante de nuestra práctica espiritual. El silencio es esencial para mantener un equilibrio entre nuestra vida interior y nuestra vida exterior. Nuestro mundo es tan caótico y el mundo exterior bombardea nuestro espacio interior sagrado con sonido, palabras, ruido de las máquinas e imágenes visuales. Hace años una madrina mía me dijo que si me sentía sola, probablemente estaba añorando mi propia compañía. Cuando oí eso decidí pasar un fin de semana sola para ver cómo sería. Apagué el teléfono y pasé el fin de semana sola. Fue maravilloso. Lo que hice fue, desde luego, volver a descubrirme a mí misma.

Cuando hablamos de la conexión y la interconexión, incluimos el cultivar relaciones con los demás y el estar en contacto con nosotras mismas. Cuando pasamos tiempo solas, disfrutando la soledad y el silencio, dejamos a un lado el ser exterior y volvemos a descubrir el ser interior. La entereza de la que hablamos en la recuperación es el resultado del equilibrio y la conexión entre lo interior y lo exterior, de manera que se reflejen. En nuestra práctica tenemos que pasar tiempo cultivando nuestra relación con nosotras mismas para restablecer y mantener este equilibrio.

El estar en silencio y dejar que el ser interior se exprese nos lleva a una experiencia profunda de nuestra esencia espiritual. En silencio alcanzamos la percepción, o sea la capacidad de penetrar profundamente nuestro interior y de volver a descubrir nuestra relación con el mismo. Como escribe el maestro budista Vimala Tacar, en silencio "vivimos en el claro conocimiento de quiénes somos".[7]

El Onceavo Paso nos guía hacia el silencio, donde cultivamos el florecimiento de nuestro ser espiritual. Este Paso, en el que buscamos a través de la oración y la meditación mejorar nuestro contacto consciente con Dios *tal como lo concebimos*", tiene que ver con profundizar nuestra vida espiritual y crear y mantener un equilibrio entre la vida interior y la exterior.

"Este es uno de los pasos más desafiantes para mí", comenta Marta. "El contacto consciente con una misma requiere, antes que nada, estar consciente y el estar consciente es el objetivo de la abstinencia y de trabajar con los Pasos. Luego requiere intención: Tomo la decisión intencionalmente de estar en contacto consciente con mi Poder Superior, comoquiera que lo conciba".

Cuando buscamos este contacto consciente, es útil recordar que hay muchas formas de meditación y oración. Nuestras definiciones de la oración, la meditación y el contacto consciente pueden variar mucho.

Para Grace, la oración y la meditación son maneras de tener una conversación. Está dispuesta a hablar y a escuchar. "La oración y la meditación son como una conversación y de esta manera mejoramos nuestro contacto consciente", observa ella. "La oración me recuerda que tengo que extender la mano, de ponerme en disposición de pedir ayuda. Orar es actuar en una relación".

Ruth describe el contacto consciente de esta manera: "Sé que hay un ser que tiene un plan o un propósito para mí, como individuo. Creo que tanto la oración como la meditación tratan del estar en contacto con el espíritu que mueve el universo. La oración y la meditación impiden que yo resista ese espíritu o que me separe de él".

Puede ser también que encontremos diferentes maneras de practicar el contacto consciente. La meditación de Marta tiene su expresión única. "La forma de meditación que más me sirve es usar la escaladora en el gimnasio. Realizo el proceso de orar y meditar al hacer algo repetidamente. Creo que debemos recordar y animar a las mujeres a que vuelvan a hacer actividades repetitivas, como lo son el bordar y el tejer, porque a menudo este tipo de actividad facilita nuestro proceso consciente y nuestro contacto consciente. En esa conexión con nuestro inconsciente y en la repetición, a menudo encontramos nuestro Poder Superior. Yo necesito encontrar un proceso que pueda activar lo externo y lo interno de tal manera que sepa que he hecho contacto consciente. ¿Y cómo sé que lo he logrado? Es algo que siento: hay una tranquilidad que confirma el estado de serenidad".

Dice Mary Lynn, "Empecé a pintar. Así he podido profundizar mi contacto consciente. Mi capacidad de hacerlo ha crecido y se ha desarrollado a través de los años". Darlene comenta que ahora simplemente permanece abierta diariamente a lo invisible y lo desconocido en su vida.

Para Jackie, el buscar a través de la meditación y la oración mejorar su contacto consciente con Dios (ella dice Diosa) ha sido la fortaleza de su programa de recuperación. "De vez en cuando me pongo tensa y estresada y se me olvida durante un tiempo, pero siempre vuelvo a recordar lo que más me conviene, donde radica la fuente de mi poder", dice ella.

Sea cual sea nuestra definición de la meditación, la oración o el contacto consciente y comoquiera que las practiquemos en nuestra vida, mediante estas prácticas estamos buscamos algo: la voluntad, el camino, el conocimiento interior. Como mujeres espirituales, esta prácticas también nos ayudan a estar más centradas y equilibradas para poder hacer el trabajo que necesita el planeta.

Esto también es la práctica de los Doce Pasos: "el practicar estos principios en todos nuestros actos". La práctica de los Doce Pasos trata de que todas nosotras somos personas que pueden curar a otros, devolviendo el equilibrio primero a nosotras mismas y luego al mundo. Luego salimos al mundo para "transmitir el mensaje a los demás" y de "practicar estos principios en todos nuestros actos". Así es el trabajo de la curación y cada una de nosotras lo hace a su propia manera.

Ruth comenta, "En mi recuperación, uno de los mayores deleites de mi vida es sentirme como un ser sintiente y no simplemente un ser humano. Vivo en la tierra con otros tipos de seres sintientes, tanto animales como plantas, y este descubrimiento hace que me fije cada vez más en lo que como, la ropa que llevo, lo que pido y con quién me asocio. Este sentido de conexión es un aspecto muy importante de mi vida espiritual. Con esta conexión viene la idea de que debo luchar por la justicia. Creo realmente que el espíritu está obrando así en mi vida y en el mundo, curando las relaciones que tenemos en este planeta".

Cuando llegamos a nuestra primera junta de los Doce Pasos, pensamos que estamos allí simplemente para curarnos de nuestra adicción. Los Pasos tal vez parezcan reglas para alcanzar la sobriedad. La sorpresa llega después cuando descubrimos que los Doce Pasos son un camino espiritual, de cuya raíz brota nuestra espiritualidad, nutriéndose del lodo de la adicción.

Como observa Katy, "Estamos en un camino que va más allá del alcohol, las drogas y la comida, y hay que ver realmente adónde vamos. He emprendido una búsqueda. Me di cuenta, trabajando con los Pasos, que hay más de lo que parece a primera vista, más que aprender. Me toca hacer el trabajo, dejar mi voluntad y dejar mi vida en manos de Dios, mi intuición interior. Creo que hay una realidad alterna. Creo que están pasando más cosas de las que en mi pequeño cerebro estoy consciente. Hay otras maneras de conocer y de saber, y de percibir en todos los niveles. Me toca permanecer sobria y presente para que pueda tener contacto consciente".

Lo que comenzó como un proceso de recuperación de la adicción se convierte en un despertar espiritual. "Creo que he tenido un despertar espiritual como resultado de estos Pasos", dice Mary Lynn. "Y un despertar espiritual es continuo. Vuelvo una y otra vez a mí misma. Me siento que he vuelto a mi punto de partida y que donde estoy empezando ahora es donde empecé hace tiempo. Ahora la espiritualidad es algo dentro de mí. Me siento agradecida por la conexión que tenemos con todo. Para mí, la espiritualidad es un volver, una reconexión".

Ruth está de acuerdo. "Me maravilla decirlo, pero ahora lo digo sin duda: Soy una persona muy especial, que está conectada con todo en la vida. Toda la energía que he invertido en vivir la vida y en experimentar el mundo, viendo el mundo, comprendiendo el mundo y cambiando el mundo, ahora lo veo todo como parte de mi espiritualidad La espiritualidad no es algo extra; es la vida, es mi vida tal como es".

Ruth concluye, "En la recuperación he vuelto a lo que llamaría mi propia espiritualidad más profunda. Tengo un sentido profundo de una realidad sagrada que me centra en el mundo. En la recuperación, los Pasos hacen posible que sintamos esta armonía. Trabajar con los Pasos se vuelve una cuestión no de hacer algo sino de conectarse con lo que ya existe. La espiritualidad y el poder de Dios son como la flor de loto. Siempre estaba allí, sólo que no la viste porque el lodo te la ocultaba a la vista".

El florecimiento de nuestra espiritualidad y nuestro contacto consciente con el poder de Dios no son cosas extras sino algo a lo cual nos despertamos. Esta realidad sagrada mantiene nuestras raíces en el lodo, como la flor de loto, y nos nutre para que, a medida que nos conscientizamos, podamos crecer, desarrollarnos y florecer, convirtiéndonos así en una flor de gran belleza.

Los Doce Pasos de Alcohólicos Anónimos*

1. Admitimos que éramos impotentes ante el alcohol y que nuestra vida se había vuelto ingobernable.

2. Llegamos al convencimiento que sólo un Poder Superior podría devolvernos el sano juicio.

3. Decidimos poner nuestra voluntad y nuestra vida al cuidado de un Dios tal como lo concebimos.

4. Sin ningún temor hicimos un inventario moral de nosotros mismos.

5. Admitimos ante Dios, ante nosotras mismas y ante otro ser humano la naturaleza exacta de nuestras fallas.

6. Estuvimos dispuestos a dejar que Dios eliminase todos estos defectos de carácter.

7. Humildemente le pedimos a Dios que nos librase de nuestros defectos.

8. Hicimos una lista de todas aquellas personas a quienes habíamos ofendido y estuvimos dispuestos a reparar el daño que les causamos.

9. Reparamos directamente a cuántos nos fue posible el daño que les habíamos causado, salvo en aquellos casos en que el hacerlo perjudicaría a ellos mismos o a otros.

10. Continuamos haciendo nuestro inventario personal y cuando nos equivocábamos, lo admitíamos inmediatamente.

11. Buscamos a través de la oración y la meditación mejorar nuestro contacto consciente con Dios tal como lo concebimos, pidiéndole solamente que nos dejase conocer su voluntad para con nosotros y nos diese la fortaleza para aceptarla.

12. Habiendo experimentado un despertar espiritual como resultado de estos pasos, tratamos de llevar este mensaje a los alcohólicos y de practicar estos principios en todos nuestros actos.

---

* Los Doce Pasos de AA están tomados de *Alcoholics Anonymous,* 3ª ed., publicado por AA World Services, Inc, Nueva Cork, N.Y., 59-60. Reimprimido con el permiso de AA World Services, Inc. (Véase la nota del editor en la página de derechos de autor).

Notas

PASO PRELIMINAR

1. *Twelve Steps and Twelve Traditions* (New York: Alcoholics Anonymous World Services, 1981), 21.

PRIMER PASO

1. *Twelve Steps and Twelve Traditions* (New York: Alcoholics Anonymous World Services, 1981), 21.

SEGUNDO PASO

1. *Alcohlics Anonymous* (New York: Alcoholics Anonymous World Service, 1976), 47.
2. *Alcoholics Anonymous,* 46.
3. *Twelve Steps and Twelve Traditions* (New York: Alcoholics Anonymous World Services, 1981), 25.
4. *Twelve Steps and Twelve Traditions,* 27.

TERCER PASO

1. *Twelve Steps and Twelve Traditions* (New York: Alcoholics Anonymous World Services, 1981), 41.

2. *Alcoholics Anonymous* (New York: Alcoholics Anonymous World Services, 1976), 63.

3. *Alcoholics Anonymous,* 62.

4. *Twelve Steps and Twelve Traditions,* 37.

5. *Twelve Steps and Twelve Traditions,* 35.

CUARTO PASO

1. *Twelve Steps and Twelve Traditions* (New York: Alcoholics Anonymous World Services, 1981), 48-49.

2. *Alcoholics Anonymous* (New York: Alcoholics Anonymous World Services, 1976), 67.

QUINTO PASO

1. *Twelve Steps and Twelve Traditions* (New York: Alcoholics Anonymous World Services, 1981), 55.

2. *Alcoholics Anonymous* (New York: Alcoholics Anonymous World Services, 1976), 68-70.

3. *Alcoholics Anonymous,* 83.

SEXTO PASO

1. *Alcoholics Anonymous* (New York: Alcoholics Anonymous World Services, 1976), 60.

2. *Twelve Steps and Twelve Traditions* (New York: Alcoholics Anonymous World Services, 1981), 69.

SÉPTIMO PASO

1. *Alcoholics Anonymous* (New York: Alcoholics Anonymous World

Services, 1976), 76.

2. *Twelve Steps and Twelve Traditions* (New York: Alcoholics Anonymous World Services, 1981), 41.

3. *Alcoholics Anonymous,* 84.

OCTAVO PASO

1. *Twelve Steps and Twelve Traditions* (New York: Alcoholics Anonymous World Services, 1981), 77.

2. *Twelve Steps and Twelve Traditions,* 78.

3. *Alcoholics Anonymous* (New York: Alcoholics Anonymous World Services, 1976), 77.

NOVENO PASO

1. *Alcoholics Anonymous* (New York: Alcoholics Anonymous World Services, 1976), 164.

2. *Alcoholics Anonymous,* 83.

3. Adrienne Rich, *On Lies, Secrets & Silence: Selected Prose 1966-1978.* (New York: Norton, 1979), 183-84.

DÉCIMO PASO

1. *Alcoholics Anonymous* (New York: Alcoholics Anonymous World Services, 1976), 84.

2. *Alcoholics Anonymous,* 66.

3. *Twelve Steps and Twelve Traditions* (New York: Alcoholics Anonymous World Services, 1981), 90.

4. Portia Nelson, "Autobiography in Five Short Chapters". In *There's a Hole in My Sidewalk* (Hillsboro, Ore.: Beyond Words Publishing, 1992). ©1992 Portia Nelson. Reimpreso con el permiso del editor.

ONCEAVO PASO

1. *Alcoholics Anonymous* (New York: Alcoholics Anonymous World Services, 1976), 63.
2. *Twelve Steps and Twelve Traditions* (New York: Alcoholics Anonymous World Services, 1981), 99.
3. *Twelve Steps and Twelve Traditions,* 98.

DUODÉCIMO PASO

1. *Alcoholics Anonymous* (New York: Alcoholics Anonymous World Services, 1976), 58.
2. *Alcoholics Anonymous,* 164.

LAS RELACIONES PERSONALES

1. Jean Baker Miller, "What Do We Mean by Relationship?" (Work in Progress, no. 22, Stone Center for Developmental Services and Studies, Wellesley College, 1986), 1.
2. Stephanie S. Covington and Janet L. Surrey, "The Relational Model of Women's Psychological Development: Implications for Substance Abuse." In *Gender and Alcohol,* edited by S. Wilsnack and R. Wilsnack. (Piscataway, N.J.: Rutgers University, in press).
3. Stephanie S. Covington and Liana Beckett, *Leaving the Enchanted Forest: The Path from Relationship Addiction to Intimacy* (San Francisco: Harper & Row, 1988), 152.
4. Covington and Surrey.
5. Miller, 3.
6. Covington and Surrey.
7. Janet L. Surrey, "Self-in-Relation: A Theory of Women's Development" (Work in Progress, no. 13, Stone Center for Developmental Services and Studies, Wellesley College, 1985), 7.

LA SEXUALIDAD

1. Stephanie S. Covington and Janet Kohen, "Women, Alcohol, and Sexuality." *Advances in Alcohol and Substance Abuse* 4 (fall 1984): 41-56.
2. Judith V. Jordan, "Clarity in Connection: Empathic Knowing, Desire, and Sexuality" (Work in Progress, no. 29, Stone Center for Developmental Services and Studies, Wellesley College, 1987), 11.
3. Stephanie S. Covington, *Awakening Your Sexuality: A Guide for Recovering Women and Their Partners* (San Francisco: HarperSanFrancisco, 1991), 219.

LA ESPIRITUALIDAD

1. "The Bill W. –Carl Jung Letters," *Grapevine* (January 1963): 26.
2. Anthea Church, *Inner Beauty: A Book of Virtues* (Hong Kong: Brahma Humaris Raja Yoga Centre, 1988), 9.
3. Wendy Miller, "Reclaiming the Goddess," *Common Boundary* (March/April 1990): 36.
4. Janet L. Surrey, "Self-in-Relation: A Theory of Women's Development" (Work in Progress, no. 13, Stone Center for Developmental Services and Studies, Wellesley College, 1985).
5. Sherry Ruth Anderson and Patricia Hopkins, *The Feminine Face of God: the Unfolding of the Sacred in Women* (New York: Bantam, 1992), 17.
6. Charlotte Spretnak, "Essay," *Ms.* (April/May 1993): 60.
7. Vimala Thakar, *The Eloquence of Living: Meeting Life with Freshness, Fearlessness & Compassion* (San Rafael, Calif.: New World Library, 1989).

Acerca de la autora

Stephanie S. Covington, Ph.D., L.C.S.W., es una autora, clínica, asesora organizacional y conferencista reconocida nacionalmente. Ha sido pionera en el campo de los asuntos que atañen a la mujer y de la adicción y recuperación de las mujeres durante muchos años; ha desarrollado un innovador método específico de género para abordar el tratamiento de las necesidades de las mujeres y las niñas que ha dado como resultado servicios eficaces en los ámbitos público, privado e institucional. Su práctica profesional incluye los ámbitos clínico y correccional.

Educada en la Universidad de Columbia y el Union Institute, la Dra. Covington es Diplomada por la mesa directiva de la Asociación Nacional de Trabajadores Sociales, la Asociación Americana de Sexología, y la Asociación Americana de Psicoterapeutas, y es miembro de la Asociación Americana de Terapia Matrimonial y Familiar.

La Dra. Covington vive en La Jolla, California, donde es codirectora del Instituto para el Desarrollo Relacional y el Centro de Género y Justicia. Para ver una lista reciente de los artículos y descripciones de los seminarios actuales para profesionales de la Dra. Covington, visita www.stephaniecovington.com y www.centerforgenderand justice.org o póngase en contacto con la Dra. Covington por correo o correo electrónico:

Center for Gender and Justice
7946 Ivanhoe Avenue, Suite 201 B
La Jolla, California 92037
sscird@aol.com
www.stephaniecovington.com
www.centerforgenderandjustice.org

Acerca de la traductora

Carrie Tamburo, Ph.D., obtuvo su doctorado en Letras y Lingüística Hispanas de la Universidad de California en Los Angeles (UCLA) en 1986. Especialista en pedagogía y la capacitación de maestros de español como segundo idioma, la Dra. Tamburo ha dirigido programas de lenguas en la Universidad Estatal de San Diego (SDSU), la Universidad de California, Irvine y en la Universidad de Washington, Seattle. Durante los últimos diez años ha trabajado también como traductora con diversas organizaciones, tales como la Coalición Contra la Violencia Doméstica del Estado de Washington, traduciendo varias publicaciones enfocadas en el bienestar de la mujer.

Hazelden, organización nacional sin fines de lucro fundada en 1949, ayuda a la gente a rescatar su vida del padecimiento de la adicción. Construido sobre décadas de conocimientos y experiencia, Hazelden ofrece un enfoque integral a la adicción que aborda una amplia gama de necesidades del paciente, familiares y profesionales, incluyendo el tratamiento y el cuidado continuo para jóvenes y adultos, la investigación, la educación superior, la educación y abogacía pública, y las publicaciones.

La vida de la recuperación se vive "día por día". Las publicaciones de Hazelden, tanto educativas como inspiradoras, apoyan y fortalecen la recuperación durante toda la vida. En 1954, Hazelden publicó *Twenty-Four Hours a Day,* el primer libro de meditaciones diarias para alcohólicos en recuperación, y Hazelden sigue publicando obras que inspiran y guían a los individuos en el tratamiento y recuperación, y a sus seres queridos. Los profesionales que trabajan para prevenir y tratar la adicción también recurren a Hazelden en busca de programas con base empírica, materiales informativos y videos para uso en escuelas, programas de tratamiento y programas correccionales.

Por medio de sus publicaciones, Hazelden incrementa el impacto de la esperanza, el ánimo, la ayuda y el apoyo para individuos, familias y comunidades afectadas por la adicción y demás asuntos relacionados.

Si tiene preguntas acerca de las publicaciones de Hazelden, por favor llame al **800-328-9000** o visítenos en línea en **hazelden.org/bookstore.**